PATHOLOGIE GÉNÉRALE

DE LA

SYPHILIS TERTIAIRE

PAR LE DOCTEUR

CHARLES MAURIAC

MÉDECIN DE L'HOPITAL DU MIDI,
LAURÉAT DE L'INSTITUT ET DE L'ACADÉMIE DE MÉDECINE, ETC.

PARIS

IMPRIMERIE E. CAPIOMONT ET V. RENAULT

6, RUE DES POITEVINS, 6

1886

LEÇONS

SUR LA SYPHILIS TERTIAIRE

NOUVELLES LEÇONS

SUR LES

MALADIES VÉNÉRIENNES

DISCOURS PRÉLIMINAIRE

PATHOLOGIE GÉNÉRALE DE LA SYPHILIS TERTIAIRE

Messieurs,

La syphilis tertiaire et la syphilis héréditaire feront l'objet de cette nouvelle série de leçons.

Avant de décrire séparément les affections que produit la syphilis tertiaire, je vais consacrer quelques séances à l'étude de sa pathologie générale.

On a déjà fait un grand pas dans la connaissance d'une maladie, lorsque, d'un coup d'œil d'ensemble, on en a embrassé, même de loin et dans une demi-teinte, tous les horizons. Avant d'aborder les détails, il est essentiel que, d'un point dominant, notre regard se soit accoutumé aux larges perspectives pathologiques.

En commençant la première série de mes leçons sur la période primitive et sur la période secondaire de la syphilis, j'ai esquissé, il y a quelques années, la pathologie générale de cette grande maladie. Je vais la reprendre et la compléter aujourd'hui.

PREMIÈRE PARTIE

ÉVOLUTION DE LA SYPHILIS

Période virulente et contagieuse ; période non virulente et constitutionnelle.

I. Doctrine chronologique de l'évolution ; syphilis primitive, syphilis secondaire, syphilis tertiaire. — Où commence la virulence, où finit-elle? Elle a disparu dans les accidents tertiaires. — Époque où s'effectue la transformation de la syphilis virulente ou secondaire en syphilis non virulente ou constitutionnelle. — Incertitude sur les limites précises

La pénétration du virus syphilitique dans l'organisme, sous quelque mode que ce soit, y crée un état morbide dont le caractère le plus essentiel, à toutes ses phases, est d'être général, c'est-à-dire d'exprimer par l'ensemble de ses manifestations successives, l'imprégnation permanente et profonde des parties les plus intimes de l'être, des éléments qui constituent la substance primordiale de la vie.

Le principe virulent commence son œuvre dès le jour où il a été mis en contact avec les tissus et il la poursuit pendant des années. Quelquefois il l'interrompt si longtemps et d'une façon si complète en apparence, qu'on pourrait croire qu'il l'a définitivement abandonnée ; mais trop souvent aussi il donne, jusqu'au terme de l'existence, des preuves multipliées de son activité.

Quoique la syphilis reste toujours identique à elle-même et que toutes ses manifestations émanent d'une source immuable, dont la nature n'a subi avec les siècles aucune transformation, il y a cependant, entre les produits morbides qu'elle crée, des propriétés différentes suivant l'époque de leur élaboration.

I

Parmi ces propriétés il en est une qui prime toutes les autres. Elle ne tient pas en effet à des particularités plus ou moins importantes de forme, de localisation, de processus anatomo-pathologique, mais à une circonstance capitale dans l'évolution de la maladie.

Cette propriété, c'est la virulence et la contagiosité.

L'accident primitif, le chancre infectant, la possède au plus haut degré. Mais on la retrouve aussi dans toutes les lésions qui surviennent pendant les premières années de la syphilis. On la retrouve dans le sang lui-même. La plaque muqueuse en est le foyer le plus actif et le plus répandu.

A mesure qu'on s'éloigne du début de l'intoxication le principe contagieux et inoculable ne se multiplie plus avec la même activité sous forme de lésions virulentes. Les poussées éruptives des papules humides se font à des intervalles de plus en plus éloignés ; les éléments morbides qui les constituent diminuent de nombre et finissent même par perdre leur spécificité morphologique ; puis ils disparaissent complètement pour ne plus se reproduire.

A partir de ce moment la syphilis a perdu son caractère initial de maladie contagieuse.

Il se peut qu'elle sommeille pendant longtemps, qu'elle semble même s'éteindre définitivement et qu'elle se réduise à ces explosions successives d'accidents qui constituent ce qu'on est convenu d'appeler sa période secondaire.

Rien ne nous donne cependant une garantie positive qu'elle n'ira pas plus loin. On ne peut faire à cet égard que des conjectures basées sur une somme plus ou moins grande de probabilités.

Mais ce qu'il est à peu près permis d'affirmer, c'est que si elle suscite dans l'organisme de nouvelles lésions, leurs produits auront perdu ce pouvoir de virulence contagieuse qui la rendait si redoutable au point de vue de la propagation syphilitique, pendant la première phase de l'évolution.

C'est là un grand fait, d'une immense portée, quand on en mesure toutes les conséquences pratiques. Eu égard à la conception théorique du processus général de la syphilis, il n'est pas d'une importance moins considérable.

N'établit-il pas en effet une ligne de démarcation profonde entre les deux grandes étapes de la syphilis ? Quel autre signe distinctif plus tranché pourrait-on trouver entre elles ? Lequel aurait une aussi haute valeur clinique, pathologique et on peut ajouter sociale ?

Oui sociale, car pendant la phase virulente le syphilitique est dangereux pour le milieu dans lequel il vit. Bien plus, il l'est aussi pour l'espèce, puisque la transmission de la maladie par l'hérédité est en raison directe de la puissance virulente.

Lorsque le virus a disparu dans les déterminations morbides, le syphilitique est inoffensif pour ceux qui l'entourent et pour sa progéniture. Il n'est plus dangereux que pour lui-même ; et, chose curieuse, il l'est bien autrement que pendant la période virulente. Qu'est-ce qu'une petite plaque muqueuse comparée à une gomme ?

Il y a moins d'un demi-siècle on croyait que la virulence de la syphilis n'existait que dans le chancre et qu'elle finissait avec lui. Aussi ne la faisait-on pas intervenir comme caractère différentiel entre les diverses phases du processus. On se bornait alors à diviser la maladie en période secondaire et période tertiaire, sans rien ajouter à ce qu'avaient dit sur ce sujet Thierry de Héry et Hunter.

Du jour où la clinique et l'expérimentation eurent démontré d'une façon indéniable la contagiosité et l'inoculabilité des accidents dits secondaires, et la non-contagiosité et la non-inoculabilité des produits morbides scléro-gommeux appartenant aux périodes ultérieures, la doctrine chronologique de l'évolution fut ébranlée. On continua à diviser les accidents en accident primitif, accidents secondaires, accidents tertiaires ; on y ajouta même des accidents quaternaires. Mais on sentait déjà vaguement que la notion simple et un peu trop élémentaire de la succession des phénomènes était insuffisante et qu'il fallait lui substituer une base plus solide. Où la trouver sinon dans la nature intime des lésions et dans les grands caractères communs que leur imprime la maladie générale, à travers toutes les vicissitudes pathologiques qu'elle fait subir à l'organisme pendant la durée indéfinie de son évolution ?

Plus j'ai réfléchi à cet important sujet, et plus j'ai été convaincu que la vraie base de la classification évolutive des accidents résidait dans la virulence, ou la non-virulence des produits morbides. Il y a plusieurs années que j'ai exposé ma manière de voir sur le processus de la syphilis. Le temps ne l'a point modifiée. Aujourd'hui, comme autrefois, je pense que la syphilis consécutive ou généralisée, prise dans son ensemble, doit être divisée en deux grandes périodes, la période virulente et la période non virulente. Ces deux périodes correspondent assez exactement l'une à la période secondaire, l'autre à la période tertiaire. Aussi comme ces dernières qualifications sont consacrées par l'usage je les emploierai fréquemment. Elles sont restées dans le langage commun ; tout le monde, même les personnes étrangères à la médecine, sait à peu près ce que veulent dire les mots accident primitif, accidents secondaires, accidents tertiaires. Je donnerai même pour titre à cette nouvelle série de leçons celui de *Syphilis tertiaire*.

Ces préliminaires posés, étudions de plus près les différences ou les ressemblances qui permettent de réunir sous des groupes distincts les nombreuses déterminations de la syphilis pendant toute sa durée.

Mais d'abord où commence la virulence, où finit-elle ?

Rien ne paraît plus aisé que de répondre à la première question. Qui ne dira que la virulence commence avec le chancre? Matériellement cela est vrai. Avant l'apparition de l'accident primitif il n'existe en effet dans l'organisme aucune lésion, aucun trouble fonctionnel qui puissent faire soupçonner que l'intoxication syphilitique est en train de se faire ou même qu'elle est déjà un fait accompli. Et cependant il est fort probable qu'une certaine virulence vague et encore incomplète s'empare peu à peu de l'économie pendant la longue incubation de la sclérose initiale. Est-il admissible *a priori* que, dans la durée moyenne de vingt-cinq à quarante jours, entre le moment précis de la contamination et celui de l'apparition du chancre, tout le travail morbide se réduise à une élaboration virulente sur un point presque imperceptible de la peau ou des muqueuses? Je ne le pense pas.

Dans plusieurs de mes écrits j'ai cherché à élucider ce point si obscur de la pathologie syphilitique et à découvrir la signification du phénomène mystérieux de l'incubation chancreuse.

J'ai pratiqué de nombreuses excisions du néoplasme primitif, sans jamais empêcher l'empoisonnement de s'effectuer. Deux fois j'ai enlevé largement des chancres à l'état naissant puisqu'ils n'étaient apparus que quelques heures auparavant. L'opération ne pouvait pas être faite dans des conditions plus favorables à sa réussite, et cependant elle n'a eu aucun résultat préventif. Les tentatives dans cette voie faites par d'autres expérimentateurs n'ont pas été plus heureuses que les miennes. L'espoir qu'on fondait sur l'excision et dont on avait fait grand bruit s'est évanoui peu à peu devant la triste réalité. Les prétendus succès n'ont pas résisté jusqu'ici à une critique sévère et je crois que la méthode tombera bientôt dans l'oubli.

Néanmoins beaucoup de syphiliographes persistent à penser que l'économie est indemne de tout empoisonnement pendant l'incubation, et qu'elle est aussi intacte, aussi saine qu'avant la contamination. Pour eux le chancre est au premier plan comme date et comme acte morbide. La virulence ne commence qu'avec lui. C'est par lui seul que s'effectue graduellement l'empoisonnement de l'organisme. Il est la cause primitive et locale de cette immense maladie générale. Il devient le laboratoire où naissent, croissent et se multiplient les particules virulentes qu'il jette dans la circulation du sang et de la lymphe.

Cette conception du processus d'intoxication est nette et péremptoire. Elle se comprend plus aisément que celle où l'on suppose que l'absorption du virus s'est opérée immédiatement après la contamination ou en même temps qu'elle, et où l'on admet que l'organisme ayant été intoxiqué d'emblée, n'a cependant révélé le grand fait de son imprégnation que par une lésion locale sur le point précis où s'est effectuée la contagion. Mais est-elle plus vraie? Entre ces deux hypothèses sur le début de la virulence quelle est celle qu'il convient d'adopter?

Les insuccès répétés de l'excision chancreuse ne plaident-ils pas en faveur de la seconde? N'est-on pas tenté et presque forcé de supposer qu'au moment où apparaissent les premières traces de l'accident primitif, l'empoisonnement a déjà commencé, qu'il est même un fait accompli et inéluctable?

Je ne puis pas me persuader que l'incubation chancreuse soit une période d'inertie absolue et qu'elle ne joue aucun rôle. Mais je reconnais que ce rôle est simplement préparatoire et que son œuvre a besoin d'être complétée par le chancre. En me plaçant à ce point de vue, voilà ce que je disais autrefois au sujet de l'incubation primitive; je n'ai rien à y changer :

« Est-ce là un véritable empoisonnement semblable à celui qui s'effectue par le chancre? Comment l'organisme resterait-il silencieux s'il en était ainsi? Pourquoi un seul point serait-il atteint, celui précisément où a été déposé le virus? Tout est obscur, inexplicable, mystérieux dans cette hypothèse que les faits nous forcent d'admettre. Mais du moins pouvons-nous dire que l'empoisonnement de l'économie pendant l'incubation est incomplet, insuffisant et que l'accident primitif qu'il suscite lui est indispensable pour aller plus avant dans les voies de l'infection progressive et de la diathèse.

« Aussi, tout en étant un *résultat*, le chancre est-il une *cause* et une cause puissante sans laquelle le premier empoisonnement n'aboutirait à rien. Il faut que ce foyer morbide crée de nouvelles particules virulentes, ou renforce celles qui existaient déjà, en leur communiquant des propriétés infectieuses plus actives et plus pénétrantes.

« Ce n'est pas tout encore. Il faut que son processus, s'emparant des voies lymphatiques, y crée d'autres foyers qui multiplient le virus et en inondent le liquide sanguin. N'est-ce pas le rôle pathologique des lympho-adénopathies qui accompagnent toujours le chancre et servent comme de trait d'union entre la lésion locale et les accidents consécutifs [1] ? »

Que le processus de la virulence ne commence qu'au moment précis où le chancre apparaît, ou bien qu'il remonte jusqu'à l'époque de la contagion, toujours est-il que les conséquences matérielles de sa géné-

---

1. Charles Mauriac. *Leçons sur les maladies vénériennes*, 1 vol. grand in-8°, p. 54. Paris, J.-B. Baillière et fils, 1883.

ralisation dans l'organisme n'apparaissent que plus tard et après une deuxième incubation. Cette deuxième incubation qu'on pourrait appeler syphilitique est habituellement un peu plus longue que l'incubation chancreuse. Elle dure en moyenne de quarante-cinq à soixante jours. Quoique aucun trouble apparent, aucun signe sensible, en dehors du chancre et de sa sphère lymphatique, ne trahissent, pendant cette période, l'existence d'un état morbide de toute la substance, l'intoxication ne s'en effectue pas moins avec une grande activité.

Voilà donc comment débute la phase virulente de la syphilis. Ainsi dans un intervalle de soixante-dix à quatre-vingt-dix jours, à partir du moment de la contagion, le principe virulent se multiplie dans le chancre, dans les voies lymphatiques, inonde de toutes parts l'économie, et, quand il l'a suffisamment saturée, il provoque de sa part ce mouvement synergique d'élimination qui se traduit sous forme d'éruptions généralisées sur le tégument et sous forme de troubles fonctionnels et de lésions variées du côté des organes splanchniques, etc., etc.

Si nous savons, à quelques jours près, l'époque à laquelle commence la phase virulente, nous sommes loin d'être aussi bien fixés sur le moment où elle finit.

Et d'abord finit-elle? Arrive-t-il un moment où le virus disparaît pour toujours dans le sang et dans les produits morbides des lésions syphilitiques? On peut répondre jusqu'à présent par l'affirmative en invoquant deux ordres de preuves, les unes expérimentales et les autres cliniques.

De nombreuses tentatives ont été faites pour inoculer, chez les individus sains, le pus provenant de gommes et d'ulcérations tertiaires et jamais on n'a obtenu aucun résultat positif. Le fait était d'autant plus frappant qu'à la même époque, où sévissait une véritable rage d'expérimentation, les inoculations faites sur des sujets exempts de toute teinte spécifique, soit avec le sang récemment intoxiqué, soit avec le liquide sécrété par des plaques muqueuses ou des éruptions d'ordre secondaire, ne furent presque jamais négatives et donnèrent lieu au néoplasme initial, aux lympho-adénopathies concomitantes et à la longue série des accidents consécutifs généralisés.

La pratique de tous les jours montre des faits qui, sans être aussi précis dans leurs détails respectifs, fournissent par leur ensemble un argument péremptoire en faveur de toute absence de virulence et de contagiosité dans les produits morbides tertiaires. Pourrait-on citer un seul exemple d'individus communiquant la syphilis passé la dixième, la quinzième année de leur syphilis? Non. Si à cette époque avancée, en pleine constitutionnalité, la maladie est souvent dangereuse et toujours sérieusement malfaisante, même dans ses moindres manifestations, elle ne l'est que pour le patient et reste inoffensive pour son entourage et pour sa progéniture.

Ceux qui croient que le virus syphilitique intervient constamment dans toutes les poussées de la syphilis et qu'il suscite le processus tuberculo-gommeux de la phase tertiaire aussi bien que le processus papuleux de la phase secondaire, objectent que l'infectiosité moindre du premier tient à des causes accidentelles extérieures, telles que, par exemple, la rareté des gommes et leur petit nombre, leur siège sur des régions peu favorables à la transmission, etc. ; tandis que les plaques muqueuses dont le siège de prédilection est à la bouche et aux organes génitaux, ont une tendance caractéristique à pulluler et à récidiver sans cesse sur ces deux régions qui servent d'intermédiaire aux rapports intimes si favorables à la contagion, etc., etc.

Mais ne peut-on pas répondre que si les lésions gommeuses sont moins fréquentes et en plus petit nombre que les plaques muqueuses, en revanche elles durent beaucoup plus longtemps ; et, quant à leur siège, qu'il existe des glossopathies tertiaires, ulcérées, diffuses ou circonscrites, des pharyngopathies, des rhinopathies suppurantes, des tubercules ou des gommes ramollies siégeant sur les organes génitaux, et que, sur tous ces points, si propices à la contagion, les produits morbides du tertiarisme ne donnent aucun signe positif de virulence et ne font point naître, chez ceux qui subissent leur contact, le néoplasme primitif et la syphilis qui en est la conséquence ? Et d'ailleurs, parmi les nombreuses confrontations qui ont été faites, a-t-on trouvé quelquefois des lésions tertiaires chez le sujet contaminant ? Non. Et il en est de même dans les transmissions héréditaires. Jamais les génitaux n'étaient atteints de tertiarisme.

Ainsi on peut admettre comme un fait démontré par l'expérimentation et par la clinique qu'il arrive une époque où la syphilis perd ses propriétés virulentes.

Est-ce une métamorphose radicale qu'elle subit alors ? Ne reste-t-elle plus identique à elle-même ? Quelles sont les transformations qui s'effectuent avec le temps dans la matière organique, lorsque ses réactions saines ne parviennent pas à la débarrasser du principe toxique ? A quelles combinaisons plus intimes avec ce principe est-elle condamnée par la fatalité d'une imprégnation morbide indestructible ? Nous l'ignorons encore. Toujours est-il que la syphilis, à partir de l'époque où se produit en elle l'extinction du virus, change de physionomie et diffère profondément de ce qu'elle était auparavant. C'est si vrai que les anciens syphiliographes voyaient dans le tertiarisme une autre maladie, ne se rattachant à la phase initiale que par les liens vagues et flottants d'une parenté lointaine.

Et cependant c'est bien toujours la syphilis. Mais quelle œuvre accomplit-elle à cette phase de son processus pour se montrer ainsi sous un nouvel aspect? Elle se concentre sur elle-même afin d'acquérir une plus grande puissance destructive. De diffuse et superficielle qu'elle avait été jusqu'alors, elle devient circonscrite et profonde. Les cellules embryonnaires qu'elle jette à profusion dans les tissus sous forme de suffusions diffuses ou de nodosités tuberculo-gommeuses, étouffent les tissus, les font disparaître, les sclérosent, les ulcèrent, les anéantissent; membranes tégumentaires, tissu cellulaire sous-cutané ou interstitiel, périoste, os, muscles, nerfs, viscères, rien n'est respecté. La maladie s'attaque à tout. Tantôt elle se réveille après des années de silence pour rentrer ensuite dans son repos ; tantôt elle frappe coup sur coup, sans trêve ni merci. Prévus ou inattendus, ses assauts, même les moins graves, sont toujours à craindre et ils laissent après eux une empreinte qui ne disparaît pas ou des désordres qu'on ne peut réparer. La prise de possession est plus forte, plus invincible, et si la maladie embrasse moins à la fois, elle étreint plus énergiquement. On dirait que ses racines ont plongé plus avant dans l'organisme, bien au delà du sang, dans la partie la plus élémentaire des tissus, jusqu'aux confins les plus reculés de la vie végétative.

La syphilis est devenue constitutionnelle. Elle a fini par une diathèse après avoir commencé par une intoxication.

Ainsi, virulence diffuse, imprégnant toute l'économie dès le début, et pendant une période de quatre ou cinq années et même plus ; — puis dyscrasie permanente, constitutionnalité profonde, indéfinie, probablement indestructible; tels sont les caractères fondamentaux de la syphilis à ses deux grandes phases. Il lui donnent la double consécration d'une maladie générale par excellence.

Mais il ne suffit pas d'avoir la certitude que la syphilis est virulente dans la première phase de son évolution et qu'elle cesse de l'être dans la dernière. La clinique et la physiologie pathologique exigent plus de précision. Il importe au plus haut degré d'être fixé sur l'époque où s'effectue cette transformation et de déterminer les signes par lesquels se traduit un événement d'une aussi grande portée.

Malheureusement nous sommes obligés de rester un peu dans le vague sur ces deux points, comme du reste sur tant d'autres. La science biologique ne se prête pas aux solutions mathématiques, et, malgré l'apparente régularité de son cycle, la syphilis ne peut être supputée jour par jour, dans le vaste ensemble de ses déterminations morbides, que pendant les premières semaines de son processus.

Aussi est-il extrêmement difficile de fixer le mois, l'année où les produits morbides cesseront de posséder leurs propriétés virulentes du début. La date de ce moment est variable. De nombreuses circonstances contribuent à l'avancer ou à la reculer. Parmi elles les plus importantes sont : certaines prédispositions inexplicables du patient, des particularités propres à la syphilis elle-même, et tout ce qu'implique la question du traitement et de l'hygiène.

Plus une syphilis est ancienne, moins elle est dangereuse au point de vue de la contagion. Qu'elle soit acquise ou héréditaire, au bout de dix ou douze années, par exemple, on n'a probablement plus rien à craindre d'elle, eu égard à la virulence.

Mais bien avant, dans la grande majorité des cas, il en est de même. Aujourd'hui on peut considérer comme à peu près démontré qu'une syphilis de moyenne intensité, convenablement traitée pendant toute la durée de sa première phase, offre de grandes garanties d'innocuité sous le rapport de la contagion et de la transmission par hérédité, vers la fin de la troisième et de la quatrième année de sa durée, à partir du début de l'accident primitif. Quelques exceptions, heureusement très rares, doivent engager le médecin à redoubler de prudence quand il est consulté sur cette question capitale. J'ai vu un cas dans lequel une syphilis peu grave et soumise pendant longtemps à une médication hydrargyrique et iodurée, conserva ses propriétés contagieuses jusqu'à la fin de la cinquième année, car le malade s'étant marié à cette époque, communiqua au bout de trois mois à sa femme une syphilis des plus graves. Et cependant il se croyait exempt de toute manifestation depuis plus de deux ans, et il ne sut jamais, malgré tout le soin avec lequel il s'étudiait, à quelle lésion imperceptible attribuer un malheur dont il assumait avec raison toute la responsabilité. J'ai été témoin de ce fait et après l'avoir examiné sous toutes ses faces et soumis à la critique la plus sévère, je crois pouvoir en garantir l'authenticité [1].

---

1. *Syphilis transmise à la femme par le mari, neuf ans et demi après l'accident primitif.*

Je venais d'écrire ces lignes, lorsque le hasard de la clientèle me fit observer précisément un cas de contagion syphilitique dans le mariage, qui m'a vivement frappé, car

Il est à remarquer que, quand l'infection s'effectue à une période très avancée de la syphilis, à sa cinquième, sixième année et plus tard ,

il m'a prouvé que la contagiosité de la syphilis pouvait persister *neuf ans et demi après l'accident primitif*. Voici ce fait. Un jeune homme, alors âgé de 19 ans, entra le 22 décembre 1876 dans mon service, salle 7, n° 4. Il avait eu récemment un chancre induré et présentait alors les premières manifestations consécutives, c'est-à-dire une éruption roséolique et des plaques muqueuses. Il eut plus tard d'autres accidents secondaires de même ordre et même un peu plus graves, tels que des onyxis aux mains et aux pieds. Il était très soucieux de sa santé et venait souvent se faire examiner par moi. Puis, étant soldat, il se fit soigner par le médecin de son régiment. Sa syphilis était peu grave comme lésions, mais elle se montrait fort rebelle. A la fin de 1884 et au commencement de 1885, il me consulta plusieurs fois pour me demander s'il était en état de se marier. Je lui en donnai l'autorisation, car je ne découvris chez lui rien de suspect.

Il épousa le 3 mai 1885, *neuf ans et six mois*, après l'accident primitif, une jeune fille de la campagne, sur la moralité de laquelle il n'y avait aucun soupçon à élever. En août, quatre mois après son mariage, cette personne dont la santé avait été excellente jusque-là, commença à éprouver des maux de tête, des douleurs vagues partout; et, bientôt après, elle aperçut quelques taches sur sa peau. Cette situation alarma son mari; il soupçonna tout de suite la syphilis et me conduisit sa femme. Le 20 septembre 1885, je constatai chez elle l'existence d'un gros chancre induré, en partie cicatrisé, sur la grande lèvre gauche. Elle avait en outre une roséole confluente, des croûtes dans les cheveux, etc.

Le mari, désolé, me raconta qu'il lui était survenu, quelques semaines après son mariage, une petite lésion au bout de la langue, que la croyant inoffensive, il avait eu des rapports *ab ore* avec sa femme, et que c'était ainsi qu'il avait dû la contagionner. L'idée qu'elle l'eût été par un autre lui paraissait absolument inadmissible, attendu que, sans compter les garanties morales qu'elle présentait, il l'avait épousée vierge et ne l'avait pas quittée depuis son mariage. Il existait encore à la langue de cet homme, quand je l'examinai, une petite fissure médiane entourée d'un cercle de desquamation épithéliale. Quelques autres cercles semblables, mais sans fissure, étaient disséminés sur la face supérieure de cet organe. Je ne découvris aucune autre lésion ni sur les parties génitales, ni ailleurs.

Tel est ce cas. Si je le relate ici, c'est que, après une enquête sévère et minutieuse, je crois qu'il fournit un exemple de syphilis possédant encore ses propriétés contagieuses après neuf ans et demi d'existence.

On objectera peut-être que le mari avait dû contracter récemment une deuxième syphilis. Je l'ai interrogé très soigneusement à cet égard, et je n'ai rien découvert de semblable. Il était si soigneux de sa personne et si timoré, qu'il n'aurait pas manqué de constater un retour des mêmes accidents que ceux de la première syphilis, s'ils s'étaient produits. Du reste, je ne crois guère aux réinfections syphilitiques; je n'en ai pas vu jusqu'ici un seul cas bien authentique.

Une autre objection, c'est celle qui vise la moralité de la femme. On peut l'élever dans tous les cas semblables. Il est difficile de lui opposer des preuves matérielles et irréfutables. Je me contenterai de dire : Oui, tout bien considéré, je crois fermement que cette femme n'a été contagionnée que par son mari. M. Ricord et son école n'auraient pas manqué de rire d'une pareille naïveté. C'est en riant ainsi qu'ils ont commis et perpétué, par leurs facéties, pendant trente ans, l'une des plus monstrueuses et des plus funestes erreurs de leur doctrine : celle de la non-contagiosité des accidents secondaires.

Syphilis transmise à la femme par le mari, quatre ans et demi après le chancre infectant.

Tout récemment encore, j'ai observé un cas de contagion syphilitique très tardive, dans on ne constate point, chez le sujet infectant, de lésion tertiaire qu'on puisse accuser d'être l'agent direct de la contagion. Ou bien on ne découvre aucune lésion, ou bien celles qui existent sont, anatomiquement parlant, des accidents secondaires, presque toujours des plaques muqueuses très tardives ; car les plaques muqueuses peuvent être beaucoup plus tardives que je ne l'avais dit autrefois.

Dans un grand nombre de cas j'ai vu la syphilis rester contagieuse et se transmettre du mari à la femme ou réciproquement avant la fin de la deuxième année et au commencement de la troisième. Par contre j'ai observé d'autres cas où le mariage ayant eu lieu malgré ma défense expresse, quelques maris, syphilitiques depuis moins d'une année, ont eu la chance de ne rien communiquer à leur femme et de procréer des enfants très sains.

Cette incertitude sur les limites précises de la virulence et de la non-virulence fournit un argument dont on ne peut nier la valeur, contre la division du processus syphilitique reposant sur cette base. Mais quelle est celle qui est inattaquable ?

S'il était possible d'apporter à l'appui de la clinique des preuves expérimentales, il n'est pas douteux que nous arriverions à être fixés sur ces limites. Mais l'expérimentation sur l'homme n'est licite dans aucun cas, et l'expérimentation sur les animaux n'a donné jusqu'à présent que des résultats négatifs ou équivoques.

Trouverons-nous dans l'examen des déterminations de la syphilis, dans l'analyse de ses produits morbides, des preuves de sa virulence ou de sa non-virulence ? Ici encore nous sommes obligés de rester très souvent

le mariage. Le mari, âgé de 56 ans, avait eu, en janvier 1881, un chancre infectant constaté par moi. Je l'ai ensuite soigné pendant plusieurs années pour des accidents consécutifs peu graves. Il y avait plus de dix-huit mois qu'il n'en avait eu aucun. Aussi je fus fort étonné lorsqu'il vint, le 7 octobre 1885, me dire qu'il avait donné la syphilis à sa femme. Il avait repris ses rapports avec elle depuis dix-huit mois et n'avait eu dans ses derniers temps aucune lésion ni à la verge, ni à la bouche, ni ailleurs, sa femme non plus du reste. — J'examinai cette dame, âgée d'une cinquantaine d'années, et je trouvai chez elle une syphilide papuleuse récente, du psoriasis corné dans les mains, des croûtes dans les cheveux, des plaques confluentes aux grandes lèvres et à l'anus, etc. Elle ne se doutait point de ce qu'elle avait et ne se plaignait pas d'avoir eu antérieurement quoique ce soit aux parties génitales.

Là encore il y avait du côté de cette dame toutes les garanties morales qui peuvent permettre à un médecin de dire : la femme est innocente ; c'est le mari qui l'a infectée. — Comment l'avait-il infectée, dans le cas actuel ? je l'ignore. Le mariage offre des faits de contagion entre mari et femme qui sont très mystérieux et souvent sans lésions contagieuses manifestes. Toujours est-il que voilà encore un mari qui, bien traité pendant plus de trois ans, d'une syphilis bénigne, l'a communiquée à sa femme *quatre ans et demi* après l'apparition de son chancre.

dans le doute. Toutefois certaines lésions sont décisives dans le premier sens. Ainsi l'existence de plaques muqueuses est un signe infaillible de virulence. Mais les caractères de la plaque sont-il toujours absolus ? Combien de fois n'est-on pas embarrassé sur ce point délicat de diagnostic ? Entre la vraie plaque virulente et des lésions non virulentes, qui offrent avec elle la plus grande analogie morphologique, la transition se fait maintes fois d'une manière insensible. Les glossopathies superficielles et interminables de certains syphilitiques nous en offrent des exemples trop fréquents.

Quand il survient, pendant la phase secondaire ou virulente, des lésions qui, anatomiquement parlant, sont d'ordre tertiaire, faut-il les regarder comme non contagieuses ? Ici, je réponds d'une manière catégorique par la négative. Qu'il s'agisse de tubercules, de néoplasies sous-cutanées, de gommes, du moment qu'elles se montrent dans les premières années de l'évolution, il faut les tenir pour suspectes, car j'estime qu'elles sont imprégnées de virus au même titre que les lésions superficielles papuleuses ou érythémateuses. Croit-on, par exemple, qu'un sujet atteint de syphilis maligne, n'offrirait aucun danger comme agent de contagion et comme générateur, parce que chez lui toutes les déterminations s'effectuent sous le mode tertiaire ? Qui oserait soutenir un pareil paradoxe ?

Je suis fermement convaincu que le criterium de la virulence et de la transmissibilité héréditaire ne doit pas être cherché et ne se trouve pas dans la forme, dans le processus, dans la constitution histologique, non plus que dans le siège des lésions spécifiques. Sans doute il faut en tenir grand compte ; mais avant tout on doit calculer l'âge de la maladie et déterminer d'une manière exacte sa durée depuis son début jusqu'au moment où on est appelé à décider de sa virulence et de sa non-virulence. C'est une affaire de temps. Nous sommes ainsi ramenés à la chronologie, mais en la subordonnant à une considération d'ordre supérieur, puisqu'elle repose tout à la fois sur la clinique et sur la physiologie pathologique. Donc il faut toujours avoir en vue la question de la virulence ou de la non-virulence et ne négliger aucun des moyens qui peuvent permettre de la résoudre, même approximativement.

II

Une autre classification qui a joui d'une grande vogue et qui la conserve encore auprès de certains syphiliographes, c'est celle qui prend pour base l'anatomie pathologique des lésions de la syphilis.

Elle nous vient de l'Allemagne[1]. Sans doute on n'avait jamais omis entièrement ce côté de la question, mais on ne l'avait pas placé au premier rang et on s'était borné à consigner les différences que présentent les processus locaux des produits morbides aux diverses phases de la maladie. Les premiers syphiliographes n'avaient-ils pas remarqué, eux aussi, les tendances résolutives ou ulcéreuses des lésions tégumentaires ou sous-cutanées ? N'avaient-ils pas constaté que les secondes prédominaient au plus fort de l'épidémie du quinzième siècle, tandis que les premières gagnaient peu à peu du terrain, à mesure que la violence de la maladie s'atténuait graduellement ?

1. Parmi les pathologistes allemands qui se sont occupés de cette question, il faut placer en première ligne M. de Bœrensprung. C'est lui qui, avant tous ceux qui en ont parlé depuis, l'a envisagée au point de vue anatomo-pathologique, en se préoccupant moins du siège que de la nature des modifications. (Compte rendu du service des vénériens de la Charité de Berlin. *Annales de la Charité*, VI, p. 57 et VII, p. 173)

Pour lui la syphilis secondaire se manifeste surtout par des hyperhémies et de simples exsudations, tandis que la syphilis tertiaire produit partout le tubercule. Les symptômes secondaires, d'après M. de Bœrensprung, se manifestent par des inflammations limitées de la couche superficielle du chorion, qui ne laissent pas de cicatrices ou en laissent de superficielles qui disparaissent peu à peu. Les affections tertiaires partent du chorion lui-même, du tissu sous-muqueux et sous-cutané. « Dans ce tissu se dépose un exsudat gélatineux qui se tuberculise ensuite. Le ramollissement amène des ulcérations profondes, suivies d'une cicatrice étoilée, à tout jamais indélébile. On peut comprendre ces formes sous la dénomination de lupus syphilitique. »

Sigmund admet l'expression de *symptômes tertiaires* dans le sens de l'école chronologique, mais en y ajoutant les nouvelles idées de l'école allemande. D'après lui les symptômes tertiaires, les affections des os exceptées, ne se manifestent pas avant six mois. En se fondant sur sa statistique, il déclare que tout ce qui paraît *six mois* après l'infection est tertiaire. Voilà une assertion singulière !

Presque tous les syphiliographes allemands ont admis deux grands groupes seulement parmi les divers processus syphilitiques : le premier est constitué par les produits papuleux, et le second par les produits gommeux. — D'après Zeissl, il y a dans la syphilis une période condylomateuse et une période gommeuse. — D'après M. Virchow, les deux grands processus de la syphilis sont, l'un inflammatoire, irritatif et hyperplasique, l'autre gommeux.

Dans son remarquable ouvrage sur la *Syphilis constitutionnelle* (traduit par Picard 1860), M. Virchow passe en revue les diverses théories sur l'évolution de la syphilis. En voici quelques extraits : « Après avoir vu, dit-il, les inoculations faites à Wurzburg par Rincker, je suis pleinement convaincu de la contagionabilité des symptômes secondaires. Si l'on me démontrait que *la syphilis tertiaire n'est jamais inoculable, je trouverais dans ce seul fait une différence tranchée entre les symptômes tertiaires et les symptômes secondaires*. Malheureusement on ne connaît rien de positif sur ce point. La même hésitation se remarque à propos de la transmission héréditaire..... J'ai vu des mères affectées d'accidents secondaires allaiter des enfants présentant des signes non équivoques de symptômes tertiaires. — En somme la question des propriétés physiologiques des symptômes constitutionnels est si compliquée, qu'il faudra bien du temps avant qu'on s'accorde sur ce point. Un sujet aussi scabreux permettra toujours à l'adversaire de s'en tirer par le doute ou par de mauvaises plaisanteries. » (Page 4, etc.)

Il ne faudrait pas croire que l'étude histologique des lésions de la syphilis nous ait fourni des éléments nouveaux de classification. Jusqu'à présent le microscope n'a point fait découvrir de caractères distinctifs entre les altérations qui sont propres aux grandes périodes chronologiques de la maladie. Qu'on prenne une gomme de la première ou de la vingtième année, on y trouvera non seulement la même conformation extérieure, mais les mêmes cellules, groupées de la même façon. Et si le processus n'aboutit pas à des résultats identiques dans les deux cas, ce n'est pas le microscope qui nous en donnera la raison.

Les nombreuses lésions que la syphilis fait naître sur la peau, sur les muqueuses ou dans les viscères, ont entre elles un air de famille et des signes de race, qui laissent rarement de l'incertitude sur leur origine. La puissante spécificité de la maladie constitutionnelle dont elles émanent s'imprime dans leurs caractères, dans leurs couleurs, leurs sécrétions, leurs groupements, etc. Voilà ce que le simple examen à l'œil nu, guidé par l'observation clinique, a fait constater dès les premiers temps de la maladie. Or, qu'est-il arrivé lorsque toutes ces lésions si variées ont été soumises à l'analyse microscopique ? Un résultat auquel on était loin de s'attendre ; car on a vu que tout, en réalité, se simplifiait, s'uniformisait, et que la spécificité morphologique si fortement accusée qu'elle fût, s'absorbait, se fondait pour ainsi dire, dans un processus qui est à peu près le même pour toutes les altérations symptomatiques de la syphilis. Quelle que soit leur date dans son évolution, on ne trouve que les produits ordinaires de l'inflammation, là où on aurait pu supposer, avec quelque apparence de raison, qu'il devait exister des produits spéciaux, ayant en eux-mêmes et dans les rapports qu'ils affectent entre eux et avec les tissus qu'ils envahissent, des particularités aussi tranchées, aussi absolues que la cause qui les avait produits.

Toutes les lésions de la syphilis, depuis les plus simples jusqu'aux plus compliquées, depuis les plus jeunes jusqu'aux plus anciennes, se rattachent à un processus d'inflammation dont les allures sont habituellement chroniques, mais qui aboutit à des terminaisons diverses. Quoi qu'il en soit, le fait prédominant, c'est toujours la prolifération, dans le tissu connectif, de cellules embryonnaires. Elles s'infiltrent entre les parties constituantes des organes sous forme de nappes dispersées, sans délimitation précise ; ou bien elles s'accumulent dans un espace circonscrit, se condensent en foyers et forment ce qu'on nomme des tumeurs, des nodosités, des tubercules, des gommes. — Tantôt elles se résolvent peu à peu sans avoir causé de dommages permanents aux tissus, tantôt elles se modifient, s'organisent et, loin de perdre leur vitalité, elles la dirigent dans le sens d'une néoplasie conjonctive qui anémie, étouffe et sclérose définitivement les parties envahies. Tantôt, enfin, après une multiplication qui les épuise, elles subissent la dégénérescence granulo-graisseuse, meurent et s'éliminent avec les tissus qu'elles ont mortifiés par masses ou qu'elles ont détruit molécule par molécule.

Le processus aboutit donc : 1° à la résolution ; 2° à l'ulcération ou au phagédénisme; 3° à la sclérose; 4° à l'élimination nécrobiotique de la néoplasie.

Quel est le mode de processus qui prédomine aux différents âges de la syphilis ? Y a-t-il un rapport exact et invariable entre les tendances du processus local et la période chronologique? Oui, d'une manière générale, et c'est là ce qui a permis de chercher dans l'anatomie pathologique de la syphilis un principe de classification. Mais on aurait tort de croire que ce principe soit absolu.

Il est bien vrai que, la plupart du temps, dans la syphilis secondaire, les lésions se manifestent surtout sous forme d'hyperhémies, d'exsudations simples, et qu'elles ont une tendance à peu près constante à la résolution. Elles ne détruisent pas les tissus ; elles disparaissent sans laisser de traces, et, au lieu de pénétrer profondément, elles restent à la surface. Elles sont donc tout à la fois résolutives et superficielles. C'est bien là le processus prédominant dans la phase secondaire ou virulente. Les déterminations sous-cutanées, sous-muqueuses, périostiques, profondes, viscérales, qui sont loin d'être rares à cette époque, participent des mêmes caractères. Leur processus est bénin en ce sens qu'il n'aboutit pas fatalement à la sclérose ou à la nécrobiose et qu'il est presque toujours résolutif.

Au contraire, plus tard, après les quatre ou cinq premières années de la syphilis, dans la phase qui n'est plus virulente, toutes les lésions morbides s'accentuent en un sens contraire. Au lieu de rester superficielles, elles deviennent profondes ou sont d'emblée interstitielles. Au lieu de parcourir leur évolution sans endommager les tissus, elles en attaquent et détruisent les éléments constitutifs, soit en les atrophiant par sclérose, soit en les entraînant dans la débâcle d'une nécrobiose brusque ou progressivement phagédénique. Enfin, les os, les viscères, tout ce qui n'est pas peau ou muqueuse, est alors plus fréquemment et plus dangereusement attaqué.

Il y a du reste des lésions qui sont plus particulièrement propres à chacune des phases chronologiques de la syphilis. Il y en a même qui ne se montrent jamais que dans l'une d'elles. Ainsi, les lésions érythémateuses qui n'intéressent que la couche la plus superficielle du derme, l'épiderme et les épithéliums, appartiennent d'une façon exclusive à la syphilis secondaire et virulente. Jamais on ne voit une roséole ou une éruption papuleuse généralisée ou des plaques muqueuses faire leur apparition dix, quinze ou vingt ans après l'accident primitif. Il est donc exact de dire qu'un des traits distinctifs de la période qui succède au chancre, c'est d'être exanthématique, tandis qu'un de ceux de la période qui vient après celle-ci est de ne l'être jamais.

Les cellules rondes, lymphatiques ou embryonnaires qui constituent l'élément essentiel de toute lésion syphilitique, affectent dans leur groupement et le mode de leur existence locale, des particularités d'où résultent trois types tranchés. Ces trois types sont le chancre induré ou néoplasme primitif, la papule et le tubercule ou la gomme.

Quand on étudie dans leur évolution ces trois types générateurs qui appartiennent chacun à une des trois phases de la syphilis et la caractérisent, on voit que les modes de terminaison sont plus nombreux pour les premiers et les derniers que pour le second, et qu'entre le chancre et la gomme, placés aux deux points extrêmes de la maladie, il y a des analogies frappantes. Ainsi le chancre qui est habituellement résolutif, peut cependant produire des ulcérations profondes ou se ramollir dans toute sa masse et s'éliminer par un bourbillon de tissu conjonctif sphacélé, comme une gomme. Il lui arrive quelquefois de produire autour de lui des irradiations scléreuses, des œdèmes durs transitoires qui, pour être souvent résolutifs, n'en ressemblent pas moins aux suffusions néoplasiques qui envahissent le tissu conjonctif interstitiel des organes profonds et qui sclérosent leurs enveloppes, ainsi qu'on le voit sur le péritoine, au foie, sur la pie-mère, la dure-mère, etc. Il y a une telle ressemblance de forme et d'évolution entre la néoplasie primitive et le tubercule ou la gomme qu'on les confond presque toujours sur les organes génitaux.

Dans la papule ou la plaque, les modes de terminaison présentent moins de variétés ; la résolution est la règle. Aussi toutes les syphilides qui ont ce type pour générateur guérissent-elles sans laisser aucune perte de substance et sans scléroser les tissus.

Il en résulte ce fait curieux au point de vue du processus général, c'est que la ligne de démarcation est plus prononcée, plus profonde

entre la papule et la gomme, qu'entre le chancre et cette dernière. Et
pourtant, chronologiquement parlant, le chancre et la papule ne sont-
ils pas beaucoup plus rapprochés ? Une autre contradiction flagrante
apparaît ici, non seulement entre l'âge des lésions et leur processus,
mais aussi entre leur constitution intime, leur processus et leurs propriétés virulentes. Le chancre et la gomme sont des antipodes comme
virulence et contagiosité, puisque le premier en est l'expression la plus
élevée, le foyer le plus actif, tandis que la vraie gomme tertiaire, si
identique à certains chancres, n'a jamais donné jusqu'ici que des résultats négatifs quand on l'a inoculée. La papule et le chancre qui quelquefois diffèrent tant l'un de l'autre comme processus, possèdent au
contraire un pouvoir virulent et contagieux presque égal.

Les considérations qui précèdent ne prouvent-elles pas qu'il vaut
beaucoup mieux prendre pour base d'une classification les caractères
cliniques et le processus chronologique, que le mode d'évolution organique propre à chaque type générateur ?

Au surplus le processus général est quelquefois soumis à des anomalies qui détruisent l'harmonie qu'on observe habituellement entre
l'évolution du produit morbide et le moment auquel il fait son apparition. On en voit encore une preuve trop fréquente dans ces syphilis
graves où la période secondaire n'est représentée que par les éruptions
superficielles et résolutives fugaces, auxquelles succèdent rapidement
les dermatopathies ulcéreuses d'emblée ou tuberculo-gommeuses. Ces
types dans lesquels il n'existe pour ainsi dire aucun trait d'union entre
l'accident primitif et le tertiarisme le plus profond et le plus généralisé
étaient fréquents autrefois. Ils paraissent même avoir prédominé presque exclusivement pendant les premières années de l'invasion syphilitique en Europe, à la fin du quinzième siècle. On les retrouve aujour-
d'hui dans les syphilis malignes dont le caractère dominant est la
suppression des accidents dits secondaires et l'irruption violente et
généralisée, quelques mois après le chancre, des lésions les plus
accentuées du tertiarisme cutané.

Sur quelle base de classification s'appuyer en pareil cas pour quali-
fier le processus général ? Voilà des lésions qui, par tous leurs caractères cliniques, anatomo-pathologiques et en particulier par leur mode
d'évolution organique, sont éminemment tertiaires, et cependant par
leur date et leur généralisation, ne sont-elles pas secondaires ?

Eh bien le criterium, en pareil cas, ne réside-t-il pas dans la virulence ou la non-virulence de ces lésions ? Malheureusement l'expérimen-

tation nous est interdite. A l'époque où on la pratiquait on n'a pas cherché à déterminer si les lésions tertiaires très précoces qui se substituent aux lésions secondaires étaient virulentes, contagieuses et inoculables comme ces dernières. D'un autre côté, la clinique est restée muette. Nous ne pouvons donc faire que des conjectures. Mais toutes les probabilités sont en faveur de la virulence. Entre un ecthyma, par exemple, qui apparaît au deuxième mois de la syphilis et celui qui ne survient que vingt ou trente ans après, il y a certainement des différences dans la qualité des produits de sécrétion. C'est peut-être difficile à concilier avec la théorie microbienne de la syphilis. Faut-il pour cela faire table rase des données que nous fournit l'observation sur la fréquence de moins en moins grande de la contagion syphilitique, à mesure qu'on s'éloigne de l'accident primitif et des poussées exanthématiques propres aux trois premières années de la maladie?

Il est à remarquer que, dans les anomalies de son évolution, la syphilis a beaucoup plus de tendance à avancer qu'à retarder. Ainsi l'apparition précoce du tertiarisme est beaucoup plus commune que la prolongation indéfinie des accidents qui appartiennent à la période secondaire. Les papulodermies ne sont-elles pas excessivement rares au delà de la septième ou de la huitième année[1]? Existe-t-il un seul exemple de plaque muqueuse bien authentique, dix ou douze ans après l'accident primitif? Combien de fois, au contraire, ne voit-on pas des lésions ulcéreuses, à type tertiaire plus ou moins accusé, se mêler aux accidents superficiels et résolutifs de la période secondaire, sans

1. MM. Ernest Besnier et Doyon, dans leurs annotations au livre de M. Kaposi sur les maladies de la peau, disent : « qu'il ne faut pas prendre à la lettre la possibilité des récidives de la syphilis papuleuse proprement dite, telle qu'on la rencontre dans les deux premières années, au bout de dix années. Ce que l'on peut affirmer seulement, c'est que des lésions certainement syphilitiques, assez superficielles pour ne pas dépasser le type papuleux, peuvent se produire longtemps après que la maladie est entrée dans la période dite tertiaire, sans aucune limitation du nombre des années. Les éléments éruptifs dans ce cas, ne sont jamais disséminés, alors même qu'ils sont généralisés (ce qui est rare, mais ce qui s'observe), toujours ils sont groupés en anneaux, en croissants, en corymbes. »

Le fait dont parlent ces auteurs est exact. Mais peut-être en est-il de ces papulodermies tardives, comme de certaines glossopathies superficielles qui se perpétuent jusqu'à une période très avancée de la syphilis, sans jamais prendre le caractère et les allures d'une syphilose linguale tertiaire franche. Sont-ce vraiment des glossopathies syphilitiques? Si elles sont nées sous l'influence de la syphilis, elles ne lui appartiennent pas toujours exclusivement. Elles dépendent en général d'une autre diathèse. Le traitement syphilitique ne peut rien contre elles. Ces papulodermies qui se produisent indéfiniment ne sont-elles pas quelquefois le produit indirect d'un autre état constitutionnel que la syphilis? Je serais tenté de les assimiler aux glossopathies pseudo-syphilitiques, qui sont en réalité du psoriasis lingual arthritique ou dartreux.

compter les cas où l'envahissement de la peau par le tertiarisme est si complet, si absolu qu'il ne se montre ou qu'il ne reste bientôt aucun vestige des lésions secondaires ? Les viscéropathies syphilitiques qui passent pour être toujours d'ordre tertiaire, sont loin d'être rares dans la phase secondaire et virulente de la maladie. Très fréquemment les organes internes sont plus ou moins touchés. Il y en a même tels que les centres nerveux, et surtout le cerveau qui le sont aussi souvent et aussi dangereusement que beaucoup plus tard, et cela sans que les lésions internes diffèrent sensiblement suivant l'époque où elles se produisent.

III

Ce dernier fait, qui est hors de doute, ne permet pas d'accepter une théorie de l'évolution syphilitique exclusivement basée sur le siège des déterminations. C'est une erreur de croire que la syphilis n'attaque l'organisme que couches par couches, en commençant par les plus extérieures, par les téguments, pour arriver peu à peu, avec le temps, vers les plus profondes, vers les viscères. Cette stratification morbide n'a jamais lieu systématiquement. Toute la substance organique est envahie par le virus dès le début de l'intoxication. Aucune molécule, aucun tissu, aucun organe ne lui échappent. Il n'existe pas une seule partie du corps qui ne soit susceptible de concevoir en tout temps l'action syphilitique et de la traduire à sa façon.

Au dix-huitième siècle et même dans la première moitié du dix-neuvième, cette théorie de l'évolution qu'on peut nommer l'évolution topographique, fut en grande faveur. Le principal reproche qu'on puisse lui adresser, comme du reste à toutes les autres, c'est d'avoir été trop exclusive. Hunter, qui en fut le créateur, l'appuya de raisons spécieuses et la mit trop au premier plan. Il ne perdit pas cependant de vue la notion chronologique, et, en associant la topographie des lésions à leur succession suivant le temps, il créa la division topo-chronologique des phases de la syphilis.

Dans cette théorie on rétrécissait outre mesure le domaine de la syphilis secondaire. On lui enlevait toutes les manifestations viscérales et on ne lui laissait à peu près que les syphilides cutanées et muqueuses.

Aujourd'hui la sphère d'action de la syphilis secondaire s'est considérablement agrandie. Sa pathologie, basée sur des faits cliniques irréfutables, a franchi les limites restreintes dans lesquelles l'enfermait la théorie systématique de l'évolution topographique. J'ai démontré que la syphilis, dès son début, remuait beaucoup plus profondément le terrain organique qu'on ne le croyait, et qu'elle y semait partout des germes dont trop souvent l'éclosion prématurée et soudaine dépassait les prévisions optimistes des doctrinaires de l'école topo-chronologique [1].

Il ressort de ce qui précède que la question du processus de la syphilis n'est pas encore résolue d'une façon nette, irrécusable. On a beau la retourner dans tous les sens, on ne parvient pas à lui trouver une formule unique, dans laquelle on puisse faire entrer toutes les circonstances pathologiques de l'évolution. Un mot n'est pas assez compréhensif à lui tout seul pour embrasser les notions de nature, de temps, de topographie, de durée, de modifications anatomo-pathologiques, etc, etc.

Il est vrai que s'il est insuffisant, on peut recourir à plusieurs et que le grand point est de s'entendre sur le fond des choses.

Ainsi j'emploierai comme synonymes, dans le cours de ces leçons, les mots *syphilis virulente* et *accidents secondaires ; syphilis constitutionnelle* et *accidents tertiaires*. Maintenant vous saurez d'une façon précise quelle est la signification qu'il faut leur attacher comme chronologie, nature, processus et topographie. Deux expressions dont je ferai également un fréquent usage sont celle de *tertiarisme* pour désigner les caractères communs, l'ensemble des accidents tertiaires, les manifestations de la syphilis tertiaire ; et celle de *syphilose* pour caractériser d'un seul mot toutes les variétés des déterminations morbides qui s'effectuent sur les organes, les systèmes et les tissus de l'économie, pendant la période constitutionnelle ou tertiaire de la syphilis.

On peut résumer sous forme de propositions les considérations que je viens d'exposer sur le processus de la syphilis.

1. La syphilis se divise en deux grandes périodes : la syphilis primitive et la syphilis consécutive.

2. La syphilis primitive est constituée par le chancre infectant et ses lympho-adénopathies. Elle est précédée et suivie d'une incubation. C'est toujours par elle que, dans la syphilis acquise, commence, s'élabore peu à peu et s'effectue progressivement, dans une sphère de plus en

---

1. Pour plus de développements, je renvoie aux travaux que j'ai publiés sur ce sujet : *Mémoire sur les affections syphilitiques précoces du système osseux. — Mémoire sur les affections syphilitiques précoces du système nerveux. — Mémoire sur les affections syphilitiques précoces du tissu cellulaire sous-cutané.*

plus étendue, l'intoxication de toute l'économie par le principe virulent.

3. La syphilis consécutive est le résultat de la saturation toxique généralisée. Elle commence de soixante-dix à quatre-vingt-dix jours
après la contamination. Elle s'empare de toute la substance organique.
On ne peut prédire à coup sûr ni quand elle finira, ni même si elle
finira.

4. La syphilis consécutive ou généralisée peut être divisée en deux
phases : une phase toxique ou virulente et une phase constitutionnelle.

5. Pendant la phase toxique, le sang et les produits de toutes les
lésions morbides sont virulents et contagieux. La lésion de cette phase,
la plus spécifique et la plus dangereuse à ce point de vue, est la plaque
muqueuse. — En outre, la syphilis virulente est transmissible par hérédité.

6. Elle commence de quarante-cinq à soixante jours après le début
de l'accident primitif et dure en moyenne trois ou quatre ans. Mais elle
se prolonge quelquefois bien au delà.

7. L'expérimentation et la clinique semblent prouver d'une façon
positive qu'après une durée qui varie entre trois et huit ans la syphilis
consécutive a perdu pour toujours ses deux grands caractères de virulence et de transmissibilité héréditaire.

8. Dans la phase constitutionnelle de la syphilis, les lésions sont plus
circonscrites, mais plus profondes et plus destructives que dans la
phase virulente. Le tubercule et la gomme sont le type de ces lésions.

9. La division de la syphilis en syphilis primitive, syphilis virulente
et syphilis constitutionnelle correspond à l'antique division chronologique en accidents primitifs, accidents secondaires, accidents tertiaires,
qui doit être conservée.

10. La division moderne de l'évolution syphilitique, basée sur la
forme, la nature, le siège, le processus des lésions spécifiques, est dé-
fectueuse et infiniment moins pratique que la précédente.

11. Les caractères de la lésion ne concordent pas, en effet, constamment avec le moment de leur apparition. Il y a des syphilis où les lésions d'ordre tertiaire au point de vue anatomo-pathologique, sont
secondaires par leur date et probablement aussi virulentes et contagieuses.

12. La virulence et la contagiosité des produits morbides de la syphilis dépendent, non pas de la lésion prise en elle-même, mais de
l'époque où elle fait son apparition.

13. Le tertiarisme anatomique précoce se montre dans les formes

graves et surtout malignes de la syphilis, immédiatement ou peu de temps après l'accident primitif. Il est alors tout à la fois secondaire par sa date, virulent et transmissible par hérédité.

14. Les accidents secondaires et virulents disparaissent fatalement pour ne plus se reproduire sous quelque forme que ce soit. Les accidents tertiaires ont, au contraire, une durée illimitée.

15. La syphilis consécutive est une maladie de toute la substance. Aussi la division de son processus fondée sur la topographie des lésions doit-elle être rejetée. La syphilis ne marche pas toujours comme on l'a dit, de la périphérie vers le centre du corps. Les viscères, le cerveau, par exemple, sont attaqués quelquefois, pendant la période secondaire, tout aussi gravement que pendant la période tertiaire. Par contre, il y a des syphilis tertiaires qui restent exclusivement périphériques.

DEUXIÈME PARTIE

SÉMÉIOLOGIE ET PROCESSUS DE LA SYPHILIS TERTIAIRE

I. Absence de prodromes généraux et locaux. — Insidiosité du début. — Latence des phénomènes pendant toute leur évolution. — Isolement des lésions. — Caractère destructif de l'action morbide tertiaire. — Incertitude sur le siège de la détermination.

II. Irrégularité caractéristique du processus dans la syphilis tertiaire. — Nombre, intervalle, siège des poussées dans le tertiarisme. — Processus de chaque lésion tertiaire prise isolément.

I

Un des caractères les plus remarquables de la syphilis tertiaire, c'est qu'elle ne se manifeste pas comme un effort réactionnel de l'organisme entier contre une cause morbide qui l'a envahi et dont ses énergies saines font effort pour se débarrasser. La maladie s'est combinée si intimement avec la vie normale, elle fait partie si intégrante de la nutrition élémentaire, de la végétation plastique, qu'elle agit presque comme une fonction naturelle. Ses actes, même les plus graves, les plus destructeurs, s'accomplissent sans que l'organisme paraisse en avoir conscience, tant il lui sont devenus naturels. Ils ne troublent pas le fonctionnement général des grands systèmes, à moins qu'ils ne les atteignent directement, et encore est-ce alors le point seul touché qui entre en souffrance. Ils ne suscitent aucune sympathie locale ou éloignée. Leur pouvoir réflexe est à peu près nul. Les plus graves troublent moins le mécanisme physiologique que la plus simple affection d'ordre commun. Dix, quinze, vingt gommes, par exemple, naîtront et évolueront dans le tissu cellulaire sous-cutané sans causer autant de trouble dans l'ensemble organique que quelques simples éruptions d'herpès labial ou guttural.

Toutes ces circonstances d'apparition, de processus, de vie pathologique latente, sourde et obscure, je serais presque tenté de dire ces mœurs, ce tempérament morbides, ne sont-ils pas l'indice le plus significatif de la constitutionnalité?

Il en découle, comme conséquence, un état de santé apparente qu'interrompent à peine les manifestations tertiaires, même au plus fort de leur activité morbide, même lorsqu'elles se prolongent indéfiniment ou se succèdent à des échéances très rapprochées qui les rendent presque subintrantes.

Aussi les caractères généraux et essentiels de la séméiologie du tertiarisme sont-ils :

1° L'absence de prodromes généraux et locaux ;

2° L'insidiosité du début ;

3° La latence des phénomènes pendant toute leur évolution ;

4° La nullité des efforts synergiques et des phénomènes sympathiques ou réflexes ;

5° L'isolement des lésions ;

6° L'incertitude sur la topographie des points circonscrits de l'organisme où s'effectuera la détermination ;

7° La profondeur, la ténacité et le génie, pour ainsi dire, désorganisateur de l'action morbide.

N'est-ce pas une chose étrange de voir la santé persister, alors qu'il existe une imminence morbide, dont les effets peuvent, d'un moment à l'autre, ici ou là, produire les conséquences les plus désastreuses? N'est-il pas plus étrange encore de la voir continuer lorsque l'action morbide a suivi l'imminence? Je pourrais citer un grand nombre de faits saisissants pour prouver combien sont exacts les traits généraux du tertiarisme que je viens d'énumérer. Mais, comme les exemples abonderont plus tard, contentons-nous pour le moment de rester dans les généralités.

La latence, l'insidiosité sont propres à toutes les déterminations de la syphilis tertiaire, même à celles qui sont le plus spécifiques dans leur modalité. Quand ces déterminations se produisent sur le tégument externe, dans le tissu cellulaire sous-cutané, sur des muqueuses, sur des points du squelette accessibles à la vue et à l'exploration, etc.; quand on peut les voir et les toucher, il y a de grandes chances pour qu'on ne méconnaisse pas leur nature et leur provenance. Le trait spécifique existe. Il est complet ou s'accuse du moins par quelque particularité plus ou moins appréciable ; et s'il est vague ou insignifiant, on peut trouver à côté de la lésion actuelle, des vestiges cicatriciels très caractéristiques sur une lésion plus ancienne, etc.

Il n'en est pas toujours ainsi dans le tertiarisme viscéral, surtout quand il attaque exclusivement le parenchyme des organes internes dérobés à nos regards. Si nous pouvions voir les lésions qu'il y produit, les disséquer, les analyser, nous découvririons sans doute qu'elles sont une émanation de la syphilis. Mais elles ne se traduisent que par des troubles fonctionnels. Or, ces troubles fonctionnels sont, la plupart du temps, des symptômes d'ordre commun, qui ne présentent dans leur physionomie aucun trait de provenance vénérienne et qui n'ont rien de spécifique dans leur expression phénoménale. Ils ressemblent beaucoup plus à une maladie ordinaire qu'à une maladie suspecte. Aussi M. Ricord a-t-il eu raison de dire : « La vérole vieillie a la mine honnête. »

Dans la syphilis constitutionnelle, le tertiarisme des viscères est donc celui qui est le plus latent et le plus insidieux, parce que la spécificité s'y atténue souvent, et que ses symptomes s'effacent et se noient dans le grand courant de la phénoménalité pathologique vulgaire.

C'est ce qui fait que la syphilis viscérale a été si longtemps ignorée et méconnue. Elle est une conquête de la médecine moderne. Au dix-huitième siècle, Hunter, malgré tout son génie, n'en avait aucune idée, pas même le pressentiment. Que de milliers de malades, atteints de syphilis tertiaire, cérébrale, spinale, hépatique, rénale, pulmonaire, etc., depuis la fin du quinzième siècle, sont morts ou ont été frappés d'infirmités incurables, sans qu'on ait soupçonné l'origine et la nature du mal dont ils étaient victimes !

Il ne faudrait pas croire cependant que la séméiotique du tertiarisme viscéral soit absolument banale. Elle a quelquefois des signes de race qui la font reconnaître ; mais il faut une grande expérience de cette pathologie spécifique pour les découvrir, et encore l'analyse la plus minutieuse, la plus subtile des phénomènes n'y parvient-elle pas toujours. On doit alors chercher la certitude dans les antécédents ou dans les résultats d'une médication spécifique, etc.

Ce qui obscurcit encore la symptomatologie du tertiarisme viscéral, c'est qu'il n'est pas toujours seul en jeu, surtout lorsqu'il survient à une époque avancée de la vie. D'autres causes morbides générales ou locales qui surgissent, se multiplient et s'accusent dans la période d'involution organique, peuvent aussi concentrer leur action sur les mêmes organes que la syphilis tertiaire. Il en résulte un complexus phénoménal qui passe souvent inaperçu et qui, lorsqu'on le découvre, est toujours difficile à débrouiller. Comment faire dans une mesure exacte la part qui revient à chacune de ces influences morbides? Rhumatisme, scrofule, alcoolisme, dégénérescence athéromateuse, tubercule, cancer, lésions viscérales d'ordre commun, etc., toute cette pathologie diathésique, toxique, dyscrasique ou locale, est susceptible d'amalgamer ses symptômes avec ceux de la syphilis tertiaire et d'en faire un ensemble morbide inextricable.

Ainsi, à mesure qu'elle vieillit, à mesure que les sujets, qu'elle frappe s'avancent dans la période d'involution de l'existence, la syphilis confond de plus en plus ses manifestations avec celles des maladies communes. Il semble qu'elle gagne en profondeur ce qu'elle perd en spécificité. C'est là une des causes qui contribuent le plus à obscurcir sa symptomatologie. L'ensemble des caractères qui la faisaient si aisément reconnaître à une autre période, dans sa phase toxique ou secondaire, et même dans sa phase tertiaire, quand elle attaquait la peau, les muqueuses, le tissu conjonctif, le squelette, cet ensemble si saisissant, si pathognomonique s'efface, se défigure ou disparaît tout à fait dans les viscéropathies, surtout lorsqu'elles surviennent dans la vieillesse et à une époque très éloignée de l'accident primitif.

Dans des leçons antérieures, j'ai exposé les caractères spécifiques que présentent les déterminations de la syphilis lorsqu'elles s'effectuent sur la peau et dans le tissu cellulaire sous-cutané pendant la phase tertiaire de la maladie. J'ai décrit avec tous les détails que comporte une aussi importante question, les symptômes, le processus du phagédénisme syphilitique et toutes les circonstances qui s'y rattachent[1]. Je n'ai donc pas à y revenir ici.

C'est du tertiarisme viscéral surtout dont nous avons à nous occuper. Pris individuellement, chacun de ses symptômes ne diffère en rien de ceux qui appartiennent aux lésions du même siège produites par une cause ordinaire. La seule spécificité qu'on y découvre consiste dans des nuances délicates d'intensité, de forme ou de

1. Charles Mauriac, *Leçons cliniques sur les maladies vénériennes.* J.-B. Baillère, éditeur, 1883, 16e, 17e, 18e, 19e et 20e leçons.

marche, qui du reste manquent souvent ou sont imperceptibles. Par lui-même, le phénomène ne révèle point sa provenance diathésique. Mais si, au lieu de l'envisager dans son isolement, on le rapproche des autres phénomènes de même date, on parvient presque toujours à découvrir des dissemblances entre les troubles fonctionnels produits par les lésions viscérales syphilitiques et ceux qui proviennent de lésions d'ordre commun. Voici en quoi elles consistent.

Les symptômes du tertiarisme ne présentent ni dans leur apparition, ni dans leur groupement, la même *systématisation* que ceux d'origine commune. Le syndrome est habituellement incomplet, soit au début, soit pendant toute la durée de l'affection. Souvent il n'existe pas, ou bien ses éléments frustes ne lui donnent qu'une physionomie vague, effacée, indéchiffrable.

Bien plus, on observe fréquemment tout l'opposé d'un syndrome, c'est-à-dire qu'au lieu d'une association harmonique et d'un processus physiologique des symptômes, il règne entre eux une sorte d'incompatibilité de siège, un défaut de proportion comme intensité relative, des incohérences de date et des irrégularités de développement. Ajoutez à cela des lacunes ou des superfétations, et vous commencerez à avoir une idée des irrégularités et des bizarreries de la séméiotique du tertiarisme viscéral.

Mais ce n'est pas tout : l'humeur capricieuse de la maladie se révèle encore par d'autres circonstances singulières qui sont significatives au point de devenir presque pathognomoniques. Parmi elles il faut signaler l'extrême *circonscription* des phénomènes ou bien leur *dissémination* sur les points les plus éloignés, l'apparition inattendue d'un phénomène que rien ne faisait prévoir, des associations et des coïncidences morbides qui sortent des habitudes de la pathologie commune, etc. N'y a-t-il pas dans toutes ces circonstances de quoi dérouter l'observateur ? Oui, s'il n'est pas averti et s'il n'a aucune expérience des affections syphilitiques viscérales. Mais que sa surprise même lui serve d'enseignement et qu'il songe alors au tertiarisme. D'autres particularités pourront lui venir en aide. Sans parler des antécédents et de la coexistence de lésions d'une spécificité indéniable, il faut noter un grand fait qui n'appartient point aux symptômes, mais qui trouve ici sa place, c'est que la syphilis viscérale étant susceptible d'attaquer l'individu à toutes les périodes de son existence, produit fréquemment des maladies qui sont *hors de saison*, c'est-à-dire qui appartiennent à un âge de la vie autre que celui où elles se développent.

Il résulte de ce qui précède que plus les anomalies sont nombreuses dans la phénoménalité morbide d'un organe, d'un système ou de toute l'économie, plus est grand le désaccord entre l'âge du sujet et sa maladie, plus aussi l'attention doit être en éveil sur la possibilité et la probabilité du tertiarisme viscéral.

N'exagérons point cependant ce côté très original de sa séméiotique. L'incoordination symptomatique et topographique n'est pas toujours la règle. Il existe dans la pathologie viscérale de la syphilis des syndromes quelquefois aussi complets dans leur expression, aussi réguliers dans leur apparition et leur développement, que ceux d'ordre commun. Tels sont, par exemple, le syndrome aphasie et hémiplégie droite, certaines épilepsies, quelques affections de la moelle épinière et du foie, etc. Eh bien, que de pareils syndromes se produisent dans la saison de la vie qui leur est propre, comme cela peut arriver ; que les commémoratifs soient obscurs ou douteux ; qu'il y ait intervention d'autres causes diathésiques ou locales, etc., etc., et la séméiotique spécifique du tertiarisme se confondra de plus en plus avec la séméiotique ordinaire, et à ce point qu'on sera fréquemment dans l'impossibilité de découvrir entre elles aucun caractère distinctif. C'est ce qui fait que chez les vieillards ou chez les personnes qui descendant la pente de la vie, le tertiarisme viscéral est beaucoup plus difficile à diagnostiquer que dans la jeunesse ou la période moyenne de l'existence.

Le retentissement des lésions syphilitiques tertiaires sur l'organisme est, d'ordinaire, nul ou peu prononcé. Mais pour qu'il en soit ainsi, il faut qu'elles soient circonscrites ou qu'elles ne troublent pas trop profondément les fonctions indispensables à la vie. Quand le tertiarisme attaque les constitutions déjà débilitées par d'autres causes ou des organismes qui n'offrent que peu de résistance, quand il multiplie ses atteintes et ne laisse entre elles aucun intervalle de calme, quand il amoindrit, compromet de plus en plus et finit par abolir le fonctionnement des grands systèmes, tout l'organisme entre en souffrance et se trouve fatalement entraîné à la longue dans le cercle de l'évolution morbide locale.

Il en résulte une *cachexie syphilitique tertiaire* qui est toujours grave par elle-même, mais qui le devient peut-être plus encore par l'obstacle qu'elle apporte à l'action curative des médicaments. Cette cachexie signalée et décrite depuis longtemps est moins fréquente qu'on ne l'a dit. Elle est loin, en outre, d'avoir des caractères spéciaux très accusés. Elle ressemble à beaucoup d'autres qui ont des causes toutes différentes. Elle est infiniment moins spécifique que celle qui précède ou accompagne l'explosion des premiers accidents syphilitiques. Il y a des déterminations tertiaires qui la produisent presque toujours, entre autres celles qui s'effectuent sur le foie, sur les reins et sur la rate. La syphilose cutanée, maligne et aiguë, la syphilose pulmonaire, le tertiarisme osseux invétéré doivent être comptés aussi parmi ses causes les plus ordinaires.

On avait cru d'abord que la dégénérescence amyloïde était un élément essentiel de la cachexie syphilitique. Mais il paraît démontré aujourd'hui que la syphilis ne produit pas par elle-même cette dégénérescence puisqu'on ne la trouve qu'exceptionnellement dans le foie, par exemple, lorsque cet organe présente des altérations syphilitiques caractéristiques. D'après M. Virchow, la dégénérescence amyloïde de la rate et du foie, des reins et de l'intestin, accompagne bien plus rarement les syphiloses que les affections scrofuleuses des os.

Dans la cachexie initiale ou cachexie d'intoxication, les symptômes qui prédominent sont ceux de l'appauvrissement globulaire du sang. On y constate aussi des tentatives avortées, irrégulières, intermittentes, de réaction fébrile, et des algies variées à foyers multiples, qui accusent la perturbation du système nerveux produite par la première impression des virus sur l'organisme.

Dans la cachexie ultime ou constitutionnelle, tous les éléments du sang paraissent atteints. Le marasme est progressif et la fièvre hectique atteste l'impuissance des efforts réactionnels de l'économie contre les nombreuses causes d'épuisement qui la détruisent peu à peu.

II

On a dit bien souvent que la syphilis était la plus régulière de toutes les maladies toxiques, diathésiques et constitutionnelles ; qu'on pouvait calculer mathématiquement et presque à jour fixe l'apparition successive de ses principales manifestations et qu'elle obéissait, dans son évolution, à des lois aussi immuables que les révolutions sidérales. On ne peut nier qu'il n'y ait quelque chose de vrai dans cette manière de voir, tout en blâmant l'habitude fâcheuse qu'on avait autrefois de la proclamer sur un ton doctrinaire et de la formuler d'une façon beaucoup trop absolue.

C'est quand on envisage la question du processus sous ce point de vue et qu'on le compare avec celui des autres maladies constitutionnelles, qu'on mesure la différence profonde qui existe entre les deux grandes phases de la syphilis généralisée, entre sa phase secondaire et sa phase tertiaire.

Dans sa période secondaire, virulente et toxique, la syphilis, en effet, présente les allures régulières d'une maladie aiguë, d'une fièvre éruptive à étapes prolongées mais nettement délimitées, comme celles de la variole, de la rougeole et de la scarlatine. Presque tous les syphiliographes en ont été frappés. A partir du moment où le principe toxique a pénétré dans l'organisme, il est possible de suivre le processus morbide pas à pas pendant un certain laps de temps, et de prédire alors ses conséquences à échéance fixe. L'accident primitif, toujours précédé d'une incubation, entraîne fatalement l'intoxication ; celle-ci, après une deuxième incubation, procède suivant des poussées d'accidents. On en peut déterminer la topographie et supputer la succession chronologique, approximativement, sans crainte d'écart trop considérable entre nos prévisions et la réalité, etc.

Mais remarquez combien l'horizon de notre pronostic en tant qu'évolution est limité. Il ne s'étend pas au delà de la première et de la seconde années. Les certitudes où les probabilités diminuent de jour en jour, pour ainsi dire, à mesure que les étapes régulières du commencement de l'intoxication s'éloignent dans le passé. Les conjectures font place aux affirmations. Nous tombons dans l'obscurité, dans l'inconnu des déterminations morbides produites par des maladies primitivement constitutionnelles, qui ont commencé on ne sait à quelle date lorsqu'elles sont acquises, et qui imprègnent l'organisme depuis la fécondation de l'ovule lorsqu'elles sont héréditaires.

Le processus du tertiarisme, contrairement à celui de l'accident primitif et de la syphilis virulente, est aussi capricieux, aussi irrégulier que celui de n'importe quelle autre maladie constitutionnelle, scrofule, dartre, arthritisme. Il échappe à tous nos calculs. Il n'est plus question pour lui de lois immuables. Qui oserait en formuler une seule aujourd'hui ? Quelles restrictions ne faut-il pas apporter à la doctrine, je serais tenté de dire à la légende de l'évolution fixe, puisque la syphilis primitive et la syphilis secondaire, si réglées qu'elles soient comme succession de phénomènes, ne sont qu'un point dans le temps, quand on les compare à la durée indéfinie du tertiarisme ?

Le tertiarisme n'est-il pas la vraie syphilis ? Que sont la plupart des accidents secondaires comparés à un seul accident tertiaire, n'importe lequel, même de moyenne intensité ?

Dans les syphilis d'une évolution régulière typique et qui doivent devenir constitutionnelles, les manifestations d'ordre secondaire disparaissent peu à peu, au bout de deux ou trois ans. Puis, bientôt après, surviennent d'autres accidents plus circonscrits et plus profonds, qui se reproduisent çà et là indéfiniment, etc. Le malade est entré dans le tertiarisme sans que le processus général ait subi d'interruption notable.

Il y a même des cas où la transition entre les deux périodes est encore plus insensible : c'est lorsque les accidents secondaires se transforment d'eux-mêmes et peu à peu en accidents tertiaires ; que les papules, par exemple, s'érodent, s'ulcèrent et finissent par ne plus différer en rien des tubercules ulcéreux. C'est aussi dans cette phase intermédiaire que surviennent les syphiloses viscérales qui flottent, comme chronologie, entre la période virulente et la période constitutionnelle de la maladie.

Dans les syphilis d'une évolution irrégulière, le tertiarisme joue un grand rôle. Il n'y a même de sérieusement irrégulières que celles dans lesquelles il intervient. Un de leurs premiers types c'est celui dans lequel les manifestations tertiaires apparaissent d'emblée, avec ou sans mélange d'accidents secondaires, immédiatement après l'accident primitif. Ces syphilis sont généralement malignes. Un autre type, c'est celui dans lequel un intervalle extrêmement considérable de 20, 30, 40, 50 années et plus, sépare l'accident primitif d'une première poussée d'accidents tertiaires, sans qu'il y ait eu dans l'intervalle aucun trouble spécifique local ou général. Entre ces deux extrêmes, toutes les variétés comme chronologie tertiaire sont possibles, et aucune circonstance intrinsèque ou extrinsèque ne nous permet de les soumettre à un calcul quelconque, même à un calcul de probabilités.

Comme toutes les maladies constitutionnelles, le tertiarisme procède par poussées. Quelquefois il n'y en a qu'une seule, d'autres fois elles se succèdent à l'infini. Leur nombre, de même que l'intervalle qui les sépare, ne présente aucune fixité. Dans les syphilis tertiaires graves, les déterminations se multiplient de tous les côtés, à l'intérieur du corps, sur la peau et sur les muqueuses. Elles sont alors ordinairement subintrantes : à peine l'une est-elle guérie ou en voie de guérison, qu'une autre recommence et ainsi de suite indéfiniment. Les poussées sont donc : uniques, multiples, simultanées, subintrantes ou successives avec des intervalles d'une longueur très variable.

Le tertiarisme peut envahir en même temps la surface et la profondeur de l'organisme. Il n'y a point de balancement entre les manifestations internes et les manifestations externes. Qu'on ne cherche dans ces dernières aucune garantie compensatrice contre la syphilis viscérale. Il faut bien dire toutefois que, dans beaucoup de cas, les organes internes sont gravement atteints, sans que, pendant la longue durée de leur syphilose, apparaisse une seule manifestation du côté de la peau ou des muqueuses. Par contre, on voit les syphiloses cutanées, muqueuses, osseuses, se succéder indéfiniment, sans que, pendant les poussées, ou dans leur intervalle, aucun viscère soit attaqué.

Le processus du tertiarisme, étudié non plus dans son ensemble, mais dans chacune de ses déterminations, présente lui aussi de nombreuses variétés. Il y a des lésions tertiaires bénignes en ce sens qu'elles ont une tendance naturelle à guérir spontanément, ou du moins à guérir avec une extrême rapidité quand elles sont traitées. D'autres ont plus de ténacité et ne lâchent prise qu'à la longue, ou bien elles cèdent pour revenir, ou bien encore guérissent sur un point et se rattrapent sur d'autres qu'elles envahissent et détruisent par un phagédénisme lent et imperturbable. Il y a des plaques de tubercules qui durent des années. De guerre lasse, les malades finissent par ne plus s'en occuper. Chez eux, le tertiarisme cutané est inguérissable.

Pour les déterminations viscérales, la durée n'est pas moins variable. Leurs attaques sur le même point peuvent se réduire à une, ou bien, ce qui est le cas le plus commun pour le cerveau et la moelle épinière, par exemple, pour les yeux, le larynx, etc., présenter de nombreuses oscillations d'accalmie et de recrudescence, qui aboutissent généralement à des lésions irrémédiables.

Si on veut juger de la durée des déterminations avec exactitude, il faut distinguer en elles (chose souvent difficile) les phénomènes qui sont en *activité* de ceux qui ont cessé d'évoluer, qui sont devenus permanents et appartiennent à l'ordre des infirmités, des destructions, des déformations irréparables.

Dans la syphilose des téguments et du tissu cellulaire sous-cutané, les lésions tertiaires se produisent sans que rien les annonce. Il en est quelquefois ainsi dans les viscéropathies. Le cerveau et la moelle épinière, peuvent être frappés brusquement et en pleine santé, sans que rien mette en garde contre la brutalité d'une pareille attaque et permette de la prévoir. — Par contre, et c'est là le cas le plus ordinaire, le tertiarisme viscéral ne s'établit que peu à peu. Avant qu'il se formule d'une façon nette par des troubles fonctionnels indéniables, son attaque

définitive a été précédée d'une période quelquefois extrêmement longue
de prodromes qui, pour être plus ou moins vagues et indécis, n'en constituent pas moins un état maladif prémonitoire d'une haute signification pronostique et d'une valeur très grande comme indication thérapeutique, car c'est surtout quand la lésion se prépare qu'il faut la traiter
et qu'on a quelque chance de la guérir.

La syphilis tertiaire, envisagée dans son ensemble, ne se termine
pas. Je veux dire par là qu'il n'existe aucun signe qui permette d'affirmer positivement qu'elle est arrivée au terme de son évolution. Envisagée dans chacune de ses manifestations, elle a au contraire une fin,
car la même poussée ne se perpétue pas pendant toute l'existence. Ou
bien elle guérit seule, ou bien elle guérit sous l'influence d'un traitement spécifique. A cet égard, il y a une différence profonde entre les
lésions tertiaires et les lésions malignes de l'épithélioma et du cancer.

Guérison toujours précaire, en ce sens qu'elle peut être momenta-
née, telle est l'éventualité la moins défavorable au tertiarisme. Demi-
guérison entrecoupée de récidives; guérison de la lésion, mais avec
pertes de substance, déformations, troubles fonctionnels défini-
tifs, etc., etc. Toujours la même incertitude sur l'avenir, car une
atteinte profonde de tertiarisme n'épuise point la diathèse et ne prémunit nullement contre ses atteintes ultérieures. L'imminence morbide
persiste, quoi qu'il arrive, pendant toute la période tertiaire. Elle n'a
pas de terme. Si elle varie comme intensité, ce qui est probable, aucun
signe ne nous permet d'en juger, puisqu'elle se cache souvent sous les
apparences de la santé la plus florissante.

La mort est fréquemment une des terminaisons du tertiarisme.
Quelle que soit la bénignité et la rareté de ses atteintes, il doit contribuer à abréger l'existence. Mais souvent il tue brusquement ou à bref
délai, surtout quand il se détermine sur les centres nerveux. J'ai vu des
malades être emportés en quelques semaines par des myélopathies aiguës qu'on ne pouvait rattacher qu'à la syphilis. Enfin, il y a la mort
qui est préparée par une période plus ou moins longue de cachexie
syphilitique dont elle est presque inévitablemet la terminaison soit dans
le tertiarisme aigu, généralisé et précoce des syphilides malignes, soit
beaucoup plus tard dans les vieilles syphiloses du foie, de la rate et
des reins.

TROISIÈME PARTIE

COEXISTENCES PATHOLOGIQUES; — ÉTIOLOGIE DE LA SYPHILIS TERTIAIRE

I. Conflit entre la syphilis tertiaire et diverses autres maladies constitutionnelles. — Affinités électives de la syphilis tertiaire avec l'arthritisme et la scrofule. — Aucune incompatibilité entre la syphilis tertiaire et les autres états morbides généraux et locaux. Ses rapports avec les maladies aiguës et le traumatisme.

II. Spontanéité des accidents tertiaires. — Insuffisance des causes banales pour provoquer le tertiarisme. — De l'absence et de l'insuffisance du traitement comme cause du tertiarisme.

I

Pendant la phase d'involution de l'existence, les causes de désorganisation se multiplient. Les germes morbides jusque-là inertes, latents et réduits à l'impuissance par les énergies saines de l'économie, éclosent et grandissent en toute liberté. Les diathèses, les états constitutionnels prennent possession de l'individu et bientôt la santé n'est plus qu'un compromis aléatoire entre la vie normale qui diminue de plus en plus et la vie morbide dont l'activité au contraire s'augmente, s'étend et se complique.

En pareil cas n'est-il pas inévitable que la syphilis tertiaire se rencontre sur le même terrain avec d'autres maladies générales? Je vous ai dit plus haut combien le complexus phénoménal qui en résulte était difficile à débrouiller.

Ce complexus peut se produire bien avant la période descendante de la vie. On voit le tertiarisme se manifester à tout âge, en même temps que la scrofule par exemple, que la tuberculose, le cancer, les dartres, l'arthritisme, etc.

Cette coexistence d'états morbides généraux, latents ou en activité, ne donne pas lieu à des événements pathologiques aussi considérables qu'on serait tenté de le croire. Et la preuve, c'est qu'on ne connaît pas encore d'une façon bien exacte quels sont les résultats d'un pareil conflit chez le même individu. Un fait cependant qui est bien établi, c'est qu'aucune maladie constitutionnelle ne prémunit contre les autres. Il n'y a entre elles aucune incompatibilité. L'immunité n'est point un de leurs privilèges, si tant est qu'elles en aient aucun. Tout au contraire, quelques-unes semblent se donner rendez-vous sur les mêmes systèmes et les mêmes organes et y vivre en très bonne intelligence.

Parmi les affinités électives de la syphilis tertiaire, une de celles que je mets en première ligne, c'est celle avec l'arthritisme. Combien de fois ne voit-on pas les déterminations de ces deux grandes maladies constitutionnelles se concentrer sur les mêmes points? Dans un grand nombre de glossopathies et de dermatopathies palmaires et plantaires, qui sont fréquemment réunies et forment comme un syndrome que j'ai déjà signalé [1], les deux influences diathésiques sont manifestes. Elles se combinent si intimement qu'on ne peut faire la part de chacune qu'après avoir institué le traitement spécifique de la syphilis, et encore n'arrive-t-on pas toujours à la certitude ni comme diagnostic ni comme pronostic.

Un autre organe sur lequel la syphilis tertiaire et l'arthritisme se rencontrent souvent, c'est la moelle épinière. Dans maintes myélopathies, principalement dans celles où se produit une incoordination vague ou peu systématisée, il est fort difficile de savoir si les deux maladies ou l'une d'elles seulement entrent en jeu.

J'en dirai autant de certaines affections musculaires partielles, de certaines cérébropathies dont la lésion matérielle primitive réside dans les artères intracrâniennes. Et les yeux, quel terrain commun et fécond pour la syphilis et l'arthritisme! Et les affections articulaires, et les affections syphilitico-goutteuses des reins etc. ! Je crois que la syphilis et l'arthritisme peuvent se rencontrer partout. Mais, sauf sur la muqueuse de la langue et dans la paume des mains et la plante des pieds, leur conflit est beaucoup plus viscéral que tégumentaire.

Il n'en est pas ainsi de la dartre. Toutefois elle coïncide plus fréquemment avec les syphilides secondaires qu'avec les syphilides tertiaires. C'est surtout dans la première phase de la syphilis qu'elle fait sentir son influence et qu'elle imprime parfois une physionomie psoriasiforme à certaines manifestations cutanées et muqueuses. Ici aussi, la langue en même temps que les pieds et les mains sont le siège de prédilection des déterminations syphilitico-herpétiques.

L'affinité du tertiarisme est très grande, surtout en tant que lésion, avec la scrofule. Quelle étroite parenté n'y a-t-il pas, par exemple, entre les gommes scrofuleuses et les gommes syphilitiques et entre leurs dermatopathies tuberculeuses, entre leurs lupus [2]? Le théâtre sur lequel

---

1. Charles Mauriac, *Leçons sur les maladies vénériennes*, 13ᵉ et 14ᵉ leçons, p. 572, 594.

2. GOMMES SCROFULEUSES. Parmi les lésions qui expriment le plus complétement et sous la forme la plus saisissante les affinités très grandes qui existent sur beaucoup de points de l'organisme, entre la syphilis et la scrofule, il faut mentionner ici les *gommes scrofuleuses*. Elles ressemblent tellement aux gommes syphilitiques, que je crois utile

se déterminent les deux maladies, soit séparément, soit en même temps ;
celui sur lequel elles combinent et concentrent leur action à des degrés

d'en donner une courte description. C'est une annexe qui trouve naturellement sa place
dans la pathologie générale de la syphilis.

C'est à mon savant ami, M. le docteur Ernest Besnier, médecin de l'hôpital Saint-Louis,
que revient l'honneur d'avoir enrichi de ce chapitre nouveau et extrèmement important,
l'histoire de la scrofule et de la scrofulo-tuberculose. C'est lui qui a inspiré les recherches histologiques faites sur les gommes scrofuleuses par ses élèves, MM. Brissaud,
Josias, Balzer ; et c'est lui qui en a fait une étude complète et magistrale, qu'on pourrait
dire définitive, si rien l'était dans la science d'une manière absolue. (*Des Gommes scrofuleuses*, par Ernest Besnier, *Annales de Dermatologie et de Syphiligraghie*, mai 1883,
page 257.)

Les gommes scrofuleuses avaient été entrevues vaguement par Alibert, et un peu plus
nettement par Guersant et surtout par Bazin, etc.; mais c'est la monographie de M. le
docteur Ernest Besnier qu'il faut lire si on veut les connaître. En voici le résumé :

I. Les gommes scrofuleuses correspondent au type gommeux de la manière la plus
nette. A leur centre, il se fait une régression plus ou moins rapide ; puis elles s'ouvrent,
et on voit alors que leur cavité est remplie d'un véritable fongus semblable au bourbillon
sphacélé des gommes syphilitiques. La matière qui constitue les gommes scrofuleuses
envahit la peau sur un point seulement ou sur de vastes surfaces et donne lieu par ce
fait à des scrofulides ulcéreuses, etc. Histologiquement, les gommes scrofuleuses appartiennent à l'ordre des tumeurs tuberculeuses.

Dans ces derniers temps, M. le professeur A. Pellizari a démontré qu'elles contenaient
les bacilles de la tuberculose : « Les nodosités, dit-il, étaient exclusivement composées
de cellules embryonnaires, avec de très nombreuses cellules géantes. Sur plus de soixante
préparations, deux seulement m'ont fourni l'occasion de voir clairement le bacille tuberculeux... J'en ai vu deux très beaux dans l'intérieur d'une cellule géante. » C. Pellizari.
De la présence des bacilles de la tuberculose dans les gommes scrofuleuses (*Annales de
Dermatologie et de Syphiligraphie*, 1884, page 342). Ainsi, dans les gommes, de même
que dans le lupus de la scrofule, on découvre le bacille tuberculeux.

Relativement à leur siège, ces gommes sont *dermiques*, *hypodermiques* et *sous-aponévrotiques*.

II. *a.* Les *gommes scrofuleuses dermiques*, circonscrites ou diffuses, produisent toutes
les dermopathies vraiment ulcéreuses de la scrofule, soit par simple *atrophie* sans suppuration, comme dans les tubercules atrophiques de la syphilis, soit par fonte nécrobiotique de l'infiltrat spécifique. A toutes les scrofulides destructives, préside en effet,
une cause unique, l'infiltration scrofulo-tuberculeuse du derme, suivie de la régression
des éléments néoplasiques et de l'élimination des centres gommeux, quelle que soit leur
disposition, en nodules isolées, en groupes tuberculiformes, en nappes irrégulières diffuses, gyroïdes, etc.

b. Les *gommes scrofuleuses hypodermiques* forment sous la peau des nodosités qui lui
adhèrent au bout de quelque temps et finissent par l'infiltrer de leurs produits suivant un processus identique à celui de l'infiltration syphilomateuse du derme, qui arrive
presque fatalement dans les gommes syphilitiques sous-cutanées. La peau est détruite,
non point par inflammation, compression, atrophie, mais par l'infiltrat spécifique nécro-
biosé, etc. Les gommes scrofuleuses hypodermiques ressemblent si exactement aux
gommes syphilitiques du même siège, que leur diagnostic différentiel, sans les commémoratifs, les phénomènes concomitants, l'action de l'iodure, etc., est extrèmement difficile et quelquefois même impossible.

c. Les *gommes scrofuleuses sous-aponévrotiques* comprennent les gommes ganglion-
naires, les gommes des muscles, des tendons et de la face externe de leurs gaines, des

variables, ce théâtre-là est très vaste. Il comprend la peau et le tissu cellulaire sous-cutané, les ganglions lymphatiques, les os, les muqueuses.
Contrairement à celui où s'exerce l'action syphilitico-arthritique, il est
plus externe qu'interne, peut-être plus tégumentaire que viscéral. Mais
à cet égard-là, comme sur tous les points si complexes et partant si obscurs de ces rendez-vous morbides diathésiques, il n'y a aucune règle
fixe à établir. Il faut se borner aux grands traits sans multiplier ni préciser les détails, surtout dans une vue d'ensemble de la pathologie
générale du tertiarisme.

Aucune incompatibilité n'existe entre la tuberculose et la syphilis
tertiaire. Toutes les deux sévissent quelquefois sur le même sujet,
et alors elles aggravent réciproquement leur action respective. De plus,
elles ont des organes de prédilection comme le larynx, les testicules,
les poumons où elles produisent à peu près les mêmes désordres, avec
un appareil symptomatique qui ne diffère souvent que par des nuances
insensibles.

Fréquemment la syphilis tertiaire se rencontre avec l'alcoolisme. Le
foie est l'organe sur lequel ces deux états morbides produisent simultanément des lésions identiques. Combien ne voit-on pas de cirrhoses
syphilitico-alcooliques !

Sur le conflit de la syphilis avec d'autres maladies d'intoxication,
telles que le saturnisme et l'impaludisme, nos connaissances sont nulles
ou très bornées.

Une remarque importante à faire au sujet de ce qui précède, c'est que,
dans ses rapports très fréquents avec les autres maladies chroniques, la

aponévroses d'insertion, de l'atmosphère externe du périoste. Dans les muscles, les gommes
scrofuleuses du volume d'une noix à celui d'une orange restent longtemps latentes et sont
souvent prises pour des collections ossifluentes. Elles guérissent quelquefois par résolution
après s'être caséifiées. Dans l'atmosphère lamineuse du périoste, surtout au voisinage
des apophyses osseuses, sur les épicondyles et les malléoles, sur les parties latérales des
phalanges, les gommes scrofuleuses surviennent fréquemment et donnent lieu à des altérations très complexes qu'il est fort difficile de déterminer exactement. « Il nous a paru
manifeste, dit M. Ernest Besnier, que certaines lésions épipériostiques simulaient des
altérations sous-périostées, et d'autre part qu'une intervention chirurgicale active et pré·
coce était de nature à arrêter dans leur développement des altérations consécutives très
graves du tissu osseux et du système articulaire. » Les gommes scrofuleuses sous-aponévrotiques constituent un des chapitres les plus importants de la scrofulose. On les a
confondus avec les gommes syphilitiques, les abcès ossifluents, les gommes tuberculeuses
vraies, les synovites tuberculeuses, etc.

C'est surtout entre les gommes scrofulo-tuberculeuses et les gommes de la syphilis
héréditaire que l'analogie est étroite et le diagnostic difficile. Les sujets syphilitiques
par hérédité sont d'ordinaire si absolument semblables aux scrofuleux, que la médication
antisyphilitique doit toujours être instituée, alors même qu'on aurait des raisons plus ou
moins plausibles pour rattacher les gommes à la scrofule plutôt qu'à la syphilis.

syphilis forme des associations et non des combinaisons. Si grandes que soient les affinités de processus ou de topographie d'où résultent les complexus diathésiques, l'autonomie de chacun des facteurs persiste et peut se retrouver au moyen d'une analyse clinique minutieuse, ou bien grâce à l'emploi du traitement spécifique de la syphilis, qu'on doit toujours instituer en pareil cas.

J'ai vu une affection cancéreuse survenir chez une dame, en pleine syphilis tertiaire. Elle en fut atteinte peu de temps après une éruption de gommes du cuir chevelu, qui disparurent comme par enchantement sous l'influence de l'iodure de potassium. Les deux maladies évoluèrent chacune de leur côté. Je ne constatai point cette hybridité syphilitico-cancéreuse dont parle M. Verneuil. La syphilis n'a rien à voir avec les aberrations morphologiques des tissus qui aboutissent à la malignité dans les affections cancéreuses.

On a dit que la syphilis aggravait la dyscrasie albuminurique, tandis qu'elle guérissait momentanément la dyscrasie diabétique en faisant disparaître le sucre des urines pendant la durée de ses manifestations[1]. Ces assertions sont trop vagues ; elles ne reposent que sur un nombre très restreint de faits et elles ont besoin d'être soumises au contrôle d'une observation plus étendue.

Les maladies aiguës, brusques, violentes, qui exigent un effort synergique de réaction et suscitent un mouvement fébrile continu de quelque durée, ne manquent jamais d'exercer une action curative très prompte sur les manifestations des maladies constitutionnelles. Les pyrexies graves, les phlegmasies pulmonaires ou autres, l'érysipèle, etc., font quelquefois disparaître avec une merveilleuse rapidité les accidents syphilitiques même graves, profonds et rebelles à l'action thérapeutique. Les accidents tertiaires, tout aussi bien que les secon-

---

1. J'ai observé plusieurs fois la syphilis chez des diabétiques, et je n'ai point constaté ce fait. Les deux maladies ne m'ont semblé avoir l'une sur l'autre aucune influence manifeste et constante. Il y a quelques mois, un diabétique de longue date vint me consulter pour une lésion balano-préputiale qui ressemblait tellement à un furoncle que je crus, au premier abord, avec mon savant collègue, M. le Dr Lécorché, que ce n'était là qu'une manifestation de la glycosurie. Mais bientôt l'adénopathie inguinale vint nous prouver qu'il s'agissait réellement d'un chancre syphilitique. Ce chancre fut ulcéreux et produisit une perte de substance notable. Je m'attendais à une explosion d'accidents consécutifs graves, mais ils furent au contraire relativement modérés et consistèrent en papulodermies résolutives. La santé générale ne fut pas atteinte. La quantité de sucre dans les urines ne subit aucune variation sensible par le fait de la syphilis. Le malade négligea son diabète pour s'occuper exclusivement de sa nouvelle maladie. Depuis qu'il n'a plus que des manifestations syphilitiques insignifiantes, telles que des plaques muqueuses de temps en temps, il se traite pour le diabète, et en quelques jours la quantité moyenne de sucre, qui oscillait entre 50 et 80 grammes est tombée à 2 grammes par litre.

daires, subissent cette influence, mais à la condition qu'ils siègent sur la peau et sur les muqueuses. Les déterminations viscérales semblent lui échapper. Ainsi, j'ai vu plusieurs cas d'érysipèles graves qui avaient avantageusement modifié des syphilides ulcéreuses n'exercer aucune action résolutive sur des sarcocèles concomitants[1].

L'influence du traumatisme sur la syphilis, a été de la part de M. le professeur Verneuil le sujet d'études fort intéressantes. Qu'elle soit ou non accompagnée de perte de substance, une violence traumatique peut faire pousser sur le point de la région lésée, une syphilide circonscrite, qui présente, en général, les mêmes caractères qu'une syphilide qui serait survenue spontanément à cette date de la diathèse. Parmi les faits les plus curieux relatés par M. Verneuil et par son élève, M. Petit, il faut citer celui de ce vieillard de quatre-vingts ans, chez qui la syphilis *latente depuis soixante sept ans*, fut réveillée par une luxation de l'épaule et se manifesta par du rupià de la région deltoïdienne. Des gommes sous-cutanées et périostiques surviennent quelquefois au niveau des régions qui ont été plus ou moins violemment contusionnées. Si le traumatisme est susceptible de provoquer des manifestations tertiaires qui, sans lui, ne se seraient peut être pas produites, de son côté le tertiarisme agit sur le traumatisme pour entraver son processus de guérison : ainsi les plaies se cicatrisent lentement, ou bien elles deviennent le siège d'une poussée tuberculeuse et ecthymateuse qu'il faut faire disparaître avec les spécifiques pour obtenir la guérison de la solution de continuité (Chambard). Éruption d'ecthyma au voisinage de deux écorchures de la jambe (Bazin); tubercules autour d'une légère plaie au dos du nez (Cazenave); conversion d'une plaie peu grave au poignet en une ulcération syphilitique (Chambard), etc., etc. Tels sont les faits et d'autres semblables qui attestent les rapports du traumatisme avec la syphilis tertiaire, du moins dans ses manifestations externes[2]. Quant aux

---

1. Charles Mauriac. *Étude clinique sur l'influence curative de l'érysipèle dans la syphilis*, 1873.

2. DU TRAUMATISME DANS LA SYPHILIS. Dans l'immense majorité des cas, la blessure évolue naturellement sans paraître influencée par la maladie constitutionnelle, parfois il en est autrement, le travail réparateur est plus ou moins compromis.

On peut rapprocher l'évolution de la syphilis de celle de la scrofule. Ce rapprochement permet de comprendre ce qui se passe parfois au foyer traumatique : en cas de fractures, retard et défaut de consolidation, cal filieux; en cas de simple contusion osseuse, ostéite, périostite, exostose, périostose, gommes suppurées, nécroses interminables.

La contusion, bornée aux parties molles, y provoque des phlegmons indolents, parfois à marche chronique, suppurant à peine et laissant des fistules, des ulcérations. Si la con-

déterminations viscérales, elles échappent sans doute à ces influences extérieures et attestent, encore plus que les syphilides, la spontanéité habituelle de l'action syphilitique, en quelque point de l'organisme qu'elle se détermine.

II

Les considérations qui précèdent nous conduisent naturellement à l'étude des causes du tertiarisme. Eh bien, cette étude ne sera pas longue, car, dans l'immense majorité des cas, on ne peut rapporter les accidents qu'à l'intoxication syphilitique elle-même. Au-dessus et à côté, on ne découvre rien qui rentre dans le cadre d'une étiologie raisonnable et qui ne se borne pas à l'énumération insipide de ces causes banales qui encombrent inévitablement le chapitre étiologique de toutes les affections chroniques et constitutionnelles.

Un premier point qu'on n'a pas encore expliqué, c'est le suivant : pourquoi la syphilis tertiaire ne se manifeste-t-elle pas fatalement chez tous les sujets? On répond à cela que toutes les syphilis sont loin de se ressembler ; qu'il y en a de légères, de superficielles et de fugaces ; et que, par contre, d'autres sont malignes, graves et récidivent indéfiniment, etc. Ce sont là des faits, mais des faits dont on ne connaît pas la raison. Et de plus, pour nous en tenir au tertiarisme, ces faits n'expliquent nullement son apparition ; car

---

lusion est forte, il peut y avoir une eschare dont la chute met à découvert une plaie ayant tous les caractères des syphilides ulcéreuses.

Plus rarement, dans les plaies par instruments tranchants, on a noté le défaut de réunion immédiate, l'aspect ulcéreux, etc.

Les troubles peuvent survenir quelques jours ou quelques semaines, et même quelques mois après le traumatisme.

La syphilis se porte sur les parties atteintes, surtout quand elle est déjà ancienne. Elle envahit de préférence les tissus déjà altérés, même autrement que par la syphilis.

L'état constitutionnel antérieur du syphilitique blessé doit aussi contribuer à modifier la marche et la terminaison du traumatisme.

Chez les individus atteints de cachexie syphilitique, l'évolution des plaies est la même que dans toutes les cachexies, si la part de la syphilis y est très minime.

Le traumatisme agit peu sur la syphilis ; il peut l'attirer au point blessé, l'aggraver, la faire passer de l'état latent à l'état patent. Dans ce dernier cas les accidents revêtent la forme secondaire ou tertiaire, suivant la période à laquelle est arrivée l'intoxication. C'est la forme tertiaire qui prédomine quand la syphilis date de quelques années, alors même qu'elle n'aurait jamais produit que des manifestations secondaires.

Les manifestations diathésiques, ainsi provoquées, décèlent quelquefois l'existence de syphilis jusque-là méconnues. Généralement elles ne sont pas très graves et cèdent aisément à un traitement bien dirigé. — Verneuil, *Encyclop. internationale de chirurgie*, t. I, p. 143.

on voit maintes fois survenir des accidents tertiaires chez des individus qui ne soupçonnaient pas même qu'ils avaient la syphilis, tant elle avait été bénigne dans ses premières atteintes. Le caractère bénin de l'accident primitif et de la syphilis secondaire ne sont point une garantie contre le tertiarisme. Peut-être même l'observe-t-on plus souvent dix, vingt ou trente ans après les syphilis moyennes et de courte durée, qu'après les syphilis qui ont été très graves ou même malignes, dans les deux premières phases. Il est vrai que le nombre des premières est infiniment supérieur à celui des secondes. C'est là une circonstance dont il faut tenir compte.

Ainsi, on ne peut découvrir dans aucune des circonstances pathologiques que fait naître l'empoisonnement syphilitique, pendant les trois premières années de son processus, rien qui doive être regardé comme une condition étiologique de la syphilis tertiaire.

Si maintenant nous considérons non plus la maladie elle-même, mais l'individu qui est le théâtre de son action morbide, qu'y trouverons-nous comme cause du tertiarisme ? Rien encore ; et la preuve c'est que la syphilis tertiaire est tout aussi fréquente chez les individus d'une santé florissante que chez les cachectiques. On dit bien qu'elle atteint de préférence ceux dont l'organisme est entaché de faiblesse native ou acquise, ceux qui sont anémiques, lymphatiques, scrofuleux, scorbutiques, etc., qui présentent moins de résistance vitale, qui sont atteints d'affections chroniques ou toxiques, etc., etc. Mais tout cela n'est pas prouvé, et maintes fois la pratique montre des exemples du contraire. On n'en doit pas moins considérer les causes dépressives telles que les peines morales de toutes sortes, les fatigues, les excès vénériens, une alimentation insuffisante, l'alcoolisme, la vieillesse, etc., etc., comme des influences sans doute à peu près aussi mauvaises en fait de syphilis, qu'en fait de toute autre maladie constitutionnelle. Toutefois, je crois qu'il est permis d'affirmer qu'aucune d'elles n'est susceptible de créer le tertiarisme ; qu'il est nécessaire qu'il préexiste pour se manifester, et qu'en somme il en faut toujours revenir à ceci, c'est que nous ignorons absolument pourquoi le tertiarisme atteint quelques malades et respecte les autres.

Parmi les causes du tertiarisme, il importe de signaler l'omission ou l'insuffisance du traitement, ne fût-ce que pour engager les médecins et les malades à ne pas dédaigner, comme ils le font trop souvent, les accidents superficiels et relativement bénins des premières phases de la syphilis. Mais il ne faudrait pas croire que toutes les syphilis qui n'ont pas été soumises à une médication spécifique ou qui l'ont été incomplètement, soient condamnées à devenir tôt ou tard tertiaires. D'un autre côté, on s'exposerait à bien des déceptions si on croyait trouver, dans un traitement spécifique bien institué et administré suivant toutes les règles qu'enseigne une pratique consommée, une garantie absolue contre les accidents tertiaires. Pour ma part, je les ai vus un grand nombre de fois survenir en plein traitement, et j'étais stupéfait qu'aucun des deux spécifiques n'eût eu une action préventive suffisante pour retarder au moins leur apparition. Ces réserves, que je suis obligé de faire, et bien à contre-cœur assurément, ne doivent point diminuer notre confiance dans le mercure et l'iodure de potassium. Mais il faut que notre foi en eux ne soit pas trop aveugle, qu'elle ne nous empêche pas de voir les tristes exemples que nous donne parfois leur impuissance, quand il s'agit, non pas seulement de prévenir, mais souvent aussi de guérir les accidents syphilitiques, à toutes les phases de la maladie et principalement à la phase tertiaire.

QUATRIÈME PARTIE

ANATOMIE PATHOLOGIQUE DE LA SYPHILIS TERTIAIRE

I. Gommes syphilitiques viscérales. — Différence des gommes internes et des gommes hypodermiques. — Nécrobiose des gommes viscérales. — Classification anatomique des gommes. — Leur analogie avec les lésions de la tuberculose, de la lèpre et de la morve, c'est-à-dire avec des affections essentiellement microbiennes. — Infiltrats gommeux diffus à la surface ou au sein des viscères.

II. Sclérose syphilitique. — Rôle important qu'elle joue dans les affections tertiaires. — Association très fréquente et intime de la sclérose et des gommes. — Scléroses consécutives. — Lésions gommo-scléreuses et scléro-gommeuses. — Destruction des tissus par les gommes et par la sclérose.

L'anatomie pathologique de la syphilis diffère fort peu de celle des inflammations chroniques. Mais comment se fait-il que les mêmes éléments inflammatoires qui constituent les lésions de la syphilis à toutes ses périodes subissent des vicissitudes si diverses suivant l'âge ou suivant le génie particulier de la maladie ? Tout se réduit, en effet, non pas à une différence de nature, de composition, d'arrangement moléculaire, mais simplement à une différence de processus, de tendance, dont on ne trouve l'explication dans aucune circonstance histologique du produit morbide.

Il y a là une force mystérieuse qui est en dehors de la matière ou du moins que l'examen le plus minutieux des molécules organiques, dans la lésion elle-même ou à sa périphérie, ne nous a pas encore révélé. Certes, nous savons bien comment tel ou tel accident tertiaire arrive à désorganiser les tissus normaux, à étouffer, à détruire leurs éléments constitutifs et à se substituer définitivement à eux ; mais ce que nous ignorons, c'est le pourquoi du phénomène. Voici, par exemple, une papule survenue à la deuxième année de la syphilis et un tubercule qui a poussé quelques mois ou une année plus tard sur le même individu. Qu'on les examine au microscope, et on ne trouve entre eux aucune différence, ou bien cette différence est si minime qu'il sera permis d'hésiter et de ne pas formuler un diagnostic anatomique qui repose sur des nuances imperceptibles. Et cependant de ces deux lésions, la première disparaîtra sans laisser de traces, tandis que l'autre détruira les tissus par atrophie ou par ulcération. Même contraste entre l'identité ou la similitude de composition et la différence du processus, non plus entre des lésions contemporaines ou à peu près, mais entre des lésions survenues, l'une au début, les autres aux phases les plus reculées de la maladie constitutionnelle ; ainsi, le tissu dont se compose le chancre induré offre en tout la plus grande analogie avec celui des gommes syphilitiques des viscères et des tubercules cutanés les plus tardifs de la période tertiaire.

Le microscope n'a fait que préciser les connaissances qu'on avait acquises peu à peu sur l'anatomie pathologique de la syphilis. Pour proclamer hautement ses services, attendons qu'il ait découvert le microbe de la maladie. Jusqu'à présent, c'est encore l'anatomie topographique qui a fourni à la syphiliopathie les renseignements les plus utiles en déterminant la forme des lésions, leur répartition dans les différentes parties constituantes des tissus, des organes et des systèmes, leurs dimensions, leur nombre, etc. Aussi, est-ce à elle que nous aurons surtout recours lorsqu'il s'agira de décrire les lésions particulières que la syphilis tertiaire produit sur les différents points de l'organisme.

Dans ces généralités, au contraire, nous devrons nous borner à l'analyse histologique des éléments morbides, à l'examen de leurs métamorphoses et à l'étude du mécanisme matériel de leur processus destructif.

Je n'ai pas à revenir sur l'histologie générale des lésions tertiaires de la syphilose cutanée et sous-cutanée. On la trouvera exposée tout au long dans mon premier volume sur la syphilis.

I

Occupons-nous ici des lésions viscérales.

Au sein des organes internes, du foie, des reins, du cerveau, des poumons, des testicules, les gommes syphilitiques présentent, dans leur première phase, une structure qui les rapproche beaucoup de celles de la peau et du tissu cellulaire sous-cutané. Elles sont fondamentalement constituées par des cellules rondes embryonnaires, sorties en nombre considérable des vaisseaux, par diapédèse. Elles s'interposent entre les éléments propres des tissus, et si, à ce moment, elles ne ressemblent pas absolument aux gommes tégumentaires et sous-cutanées, ce sont des différences qui ne tiennent qu'à la structure des parties où elles se développent.

Mais plus tard leur physionomie change. La dissemblance s'accentue de plus en plus et s'établit définitivement entre le processus gommeux viscéral et le processus gommeux des parties superficielles du corps. Et, en effet, comme les gommes viscérales ne peuvent s'ouvrir à la surface du tégument muqueux ou cutané, qu'elles sont situées profondément et immobilisées au sein des tissus, elles finissent par subir une dégénérescence caséeuse à leur centre ; une véritable mortification s'empare des cellules qui les constituent. En même temps que ce processus nécrobiotique s'effectue dans la masse de la tumeur, un autre de nature néoplasique se développe à leur périphérie. Il consiste dans la création d'un tissu conjonctif chroniquement enflammé, qui aboutit à former autour d'elles une coque plus ou moins épaisse de tissu fibreux. Il est très probable que ce néoplasme de tissu conjonctif qui persiste et entoure la gomme est indépendant du virus lui-même, et qu'il se produit tout autour du foyer syphilitique nécrosé comme autour de tout foyer de mortification en voie de résorption, quelle que soit son origine.

Dans les gommes superficielles de la peau, dans celles de l'hypoderme il se fait une dégénérescence très précoce et graduelle des cellules d'infiltration, une fluidification du contenu, accompagnée de la formation d'une substance visqueuse muqueuse, analogue à la gomme. — Dans les gommes viscérales il se forme tout autour du foyer de fortes indurations calleuses du tissu, avec productions d'un foyer plus persistant, sec, caséeux, pâteux. Quelques gommes du poumon font exception à cette règle.

Examinons ce que sont les gommes arrivées à leur complet développement dans les viscères internes. Je dis viscères internes, et j'entends par là ceux qui ne sont pas en contact avec l'extérieur ; car il y a des organes tels que la langue, par exemple, et le larynx dont les gommes se comportent comme celles de la peau. Il en est de même des gommes de la bouche, du voile du palais, du pharynx, des cavités nasales. Vient un moment où elles s'ouvrent à la surface des muqueuses et y déversent leur contenu. Puis elles remplacent par un tissu de cicatrice les pertes de substance profondes irrégulières qu'elles ont fait subir aux tissus par leur ramollissement.

Les gommes des organes internes profonds ne se ramollissent pas, n'entrent pas en suppuration. Elles subissent une transformation caséo-fibreuse. On les trouve, sous forme de nodules, au milieu du parenchyme des viscères. Leur volume varie de celui d'un grain de chènevis à celui d'une noisette. Quelquefois elles font saillie à la surface des organes et se développent alors tout à fois dans leur capsule propre et dans leur parenchyme. — Ce sont d'abord de petites cellules rondes embryonnaires qui s'infiltrent dans la trame conjonctive des viscères, se groupent çà et là et forment des îlots isolés ou réunis. Leur dissémination et leur groupement n'ont rien de systématique et ne paraissent pas obéir comme les lésions tertiaires des parties externes du corps, à cette disposition curviligne si frappante dans toutes les dermatopathies spécifiques. L'élément actif des organes n'est jamais primitivement atteint, mais il ne tarde pas à subir un certain degré d'hypergenèse inflammatoire ; puis il finit toujours par s'atrophier à cause de la pression qu'exerce sur lui le tissu conjonctif épaissi et rempli de cellules lymphatiques. C'est par ce mécanisme que sont anéanties peu à peu les cellules hépatiques, les cellules et les tubes du tissu nerveux, les cellules rénales, les fibres musculaires, les tubes urinifères, les cellules des canaux spermatiques, etc. [1].

A l'œil nu, sur une section, les nodules gommeux des viscères paraissent constitués par un tissu d'un rose grisâtre, ferme, un peu vasculaire mais sans suc, qui contraste avec le tissu mou et humide des bourgeons charnus. — Dans ce tissu on trouve des cellules variées comme forme et comme dimension : 1° cellules rondes embryonnaires mesurant de 10 μ à 15 μ ; 2° cellules fusiformes à contour irrégulier ; 3° cellules atrophiques de 5 μ à 6 μ, presque entièrement remplies par leur noyau, situées les unes à côté des autres au sein d'une matière fondamentale grenue.

Une grosse gomme en voie d'évolution résulte de l'agglomération de nodules possédant chacun un centre de formation et qui se distin-

---

1. Dans les poumons la coexistence du processus conjonctif et du processus épithélial est frappante. En même temps, en effet, que s'épaississent les cloisons alvéolaires, les cellules épithéliales se multiplient, deviennent cubiques et finissent par remplir les alvéoles pulmonaires. Il en résulte une pneumonie interstitielle (*Pneumonia alba*) ; c'est celle que l'on observe chez les enfants nouveau-nés syphilitiques. Il y a là un mélange intime et simultané de processus gommeux et de prolifération épithéliale exubérante dans les alvéoles.

guent les uns des autres, dans la masse commune, par la présence à leur partie centrale de petits éléments cellulaires qui tombent en détritus moléculaires, tandis que ceux de leur périphérie sont volumineux, arrondis ou fusiformes et se confondent avec les tissus voisins.

Un caractère important de la gomme, c'est sa vascularisation. Les vaisseaux sanguins arrivent à la périphérie de chaque nodule, la pénètrent et se ramifient dans son centre. Ils restent perméables au sang, même lorsque les nodules sont au début de leur dégénérescence atrophique. Cette vascularisation distingue les gommes des tubercules, et persiste pendant toute la durée de leur période ascendante.

Mais les vaisseaux ne restent pas intacts dans le tissu gommeux. Ils subissent une prolifération conjonctive, et surtout endothéliale, qui diminue leur calibre, ralentit le cours du sang, provoque un encombrement de cellules lymphatiques dans leur intérieur et finalement des coagulations de fibrine qui enserre dans ses mailles les cellules sanguines et les cellules endothéliales. L'obturation est alors complète et une injection poussée par les artères de l'organe malade s'arrête à la périphérie de la gomme et ne pénètre plus dans son intérieur.

C'est là le commencement et la cause des métamorphoses régressives du produit gommeux et de son processus destructif. En effet, à partir de ce moment, ses parties constituantes sont fatalement vouées à la dégénérence caséeuse. Des îlots d'un jaune opaque se forment au centre du nodule. Ils sont constitués par des cellules embryonnaires qui se remplissent de fines granulations graisseuses et qui deviennent hyalines en même temps qu'elles perdent leur noyau. C'est toujours au centre que débute la destruction de la tumeur, par une atrophie des cellules correspondant à la nécrose de coagulation (Weigert) : atrophie des noyaux, coagulation du protoplasma cellulaire.

A mesure que le processus nécrobiotique se produit, le processus de néoplasie conjonctive ou de sclérose s'accentue de plus en plus à la périphérie de la gomme. Là le tissu sain s'épaissit et devient fibreux. Les quelques cellules embryonnaires vivantes qu'il contient deviennent bientôt fusiformes, s'aplatissent, pendant que de nouveaux faisceaux de tissu fibreux prennent naissance et, se réunissant les uns aux autres, entourent les parties en dégénérescence.

Ainsi le parenchyme des viscères est attaqué et détruit par deux processus successifs dont l'un se termine à mesure que l'autre grandit et qui sont : d'une part l'infiltration et l'accumulation en tumeurs gommeuses de cellules embryonnaires, et, d'autre part, l'hypergenèse conjonctive périphérique aboutissant à la sclérose fibreuse. — C'est ce dernier processus qui reste maître du terrain et comble la perte de substance causée par la nécrobiose du premier.

Il n'y a pas toujours équilibre parfait entre ces deux processus ni succession forcée. Nous verrons en effet, tout à l'heure, que la syphilis tertiaire peut procéder d'emblée par la sclérose qui reste seule pendant toute sa durée ou ne laisse s'établir ou subsister dans sa trame que des vestiges insignifiants du processus gommeux à cellules embryonnaires agglomérées.

Toujours est-il que ce tissu fibreux très dense, qui enveloppe d'une coque épaisse et dure les nodules gommeux primitifs, pousse des irradiations plus ou moins étendues autour de la petite tumeur et donne naissance à ces productions fibreuses périphériques qui causent la rétraction cicatricielle terminale des viscères atteints de syphilis tertiaire.

Ainsi, gomme condamnée à la nécrobiose par l'ischémie de la circulation sanguine, et sclérose rayonnée, fibreuse, cicatricielle, atrophiante qui la remplace et s'irradie autour d'elle : tel est un des modes les plus ordinaires des lésions viscérales produites par la syphilis tertiaire.

L'infiltration embryonnaire inflammatoire propre au processus gommeux aboutit-elle toujours à cette terminaison sur les viscères ? Non, et tout dépend ici, comme en beaucoup d'autres choses, de *l'âge de la syphilis*. Il est incontestable qu'il se produit, pendant la phase secondaire, des infiltrations embryonnaires comme il en survient beaucoup plus tard. N'ai-je pas démontré l'existence de gommes précoces dans le tissu cellulaire sous-cutané à une époque peu éloignée de l'accident primitif ? Pourquoi ne s'en formerait-il pas de semblables, à la même date, dans les viscères. Les troubles fonctionnels graves qui se manifestent à cette phase dans quelques grands systèmes de l'économie ne tiennent-ils pas à ces lésions ? Il est permis de répondre par l'affirmative. Mais la grande différence dans la gravité des lésions internes viscérales secondaires et tertiaires [1] tient à ce que le processus anatomique s'arrête dans les pre-

---

1. Dans l'appréciation de cette gravité relative, on doit toujours mettre à part les organes d'une structure extraordinairement délicate, et par suite d'un fonctionnement supérieur et compliqué, dont le mécanisme peut être détraqué et détruit par des lésions matérielles très légères, circonscrites, transitoires, résolutives. Cette restriction s'applique à l'œil et aux centres nerveux. Il y a longtemps que j'ai démontré par un grand nombre de faits authentiques, que j'avais observés depuis leur début jusqu'à leur terminaison, que les affections syphilitiques des centres nerveux étaient souvent : 1° très précoces et contemporaines des premières manifestations cutanées et muqueuses; 2° aussi graves que

mières et va jusqu'à ses conséquences les plus extrêmes dans les secondes. Les gommes secondaires ne subissent pas la nécrobiose; leurs cellules se dissocient tout en restant vivantes, et se résorbent. A leur périphérie une sclérose s'ébauche, mais ne va pas loin, ne s'organise pas; elle est transitoire et n'a pas le temps d'étouffer, d'atrophier, de détruire pour toujours les tissus sains. C'est ainsi que les choses doivent se passer. La clinique autorise à le supposer. Mais comme la guérison et la résolution sont la règle, l'anatomie pathologique des viscéropathies secondaires est loin d'être aussi complète que celle des viscéropathies tertiaires.

Revenons à ces dernières. Quelle est la place qu'on doit leur assigner en anatomie pathologique générale? Faut-il les classer parmi les néoplasmes ou parmi les inflammations? Cette question a été très diversement résolue. M. Virchow les a rangées dans les tumeurs formées par un tissu de granulations, analogue au tissu embryonnaire et à celui qu'on trouve dans les bourgeons charnus. MM. Cornil et Ranvier ont rangé les gommes parmi les tumeurs, parce que, pour eux, les tumeurs étant des masses constituées par un tissu de nouvelle formation, les gommes répondaient mieux à cette définition qu'à celle de l'inflammation. Ce sont là des questions de mots qui ne me paraissent pas avoir une grande importance. Le point essentiel à savoir, c'est que le tissu gommeux reproduit un tissu semblable à celui qui caractérise les inflammations, les bourgeons charnus et la sclérose; qu'il est le résultat d'un processus anatomique complexe et son dernier terme; et qu'il ne donne pas lieu comme les tumeurs typiques à des métastases reproduisant toujours et d'*emblée*, le type complet de la tumeur primitive.

Les tissus morbides qui offrent le plus d'analogie avec celui des gommes sont ceux qui constituent les lésions de la tuberculose, de la lèpre et de la morve. Depuis une dizaine d'années, on a découvert dans ces dernières des microbes qui occupent une place capitale dans l'étiologie et dans l'anatomie pathologique de ces affections. Ils sont aujourd'hui parfaitement connus. On les a cultivés et, avec les produits de leur culture, on a reproduit les lésions les plus caractéristiques de ces maladies. Ces lésions avec leurs micro-organismes spécifiques sont moins des tumeurs proprement dites que des inflammations chroniques causées par des bactéries. Leur invasion dans l'économie s'effectue

les affections du névraxe qui surviennent pendant la période tertiaire de la maladie (Voy. mon *Mémoire sur les affections syphilitiques précoces des centres nerveux.* G. Masson, édit., Paris, 1879).

comme celle des micro-organismes de la septicémie par une série de processus inflammatoires analogues aux suppurations diffuses ou aux abcès métastatiques. Seulement ces processus inflammatoires, diffus ou nodulaires, sont chroniques et ils présentent dans leurs symptômes, leur siège, leur dissémination, des caractères particuliers en rapport avec la nature et le modus vivendi de leur bacille respectif.

Eh bien, n'en est-il pas absolument de même dans la syphilis? Quelle analogie frappante entre son processus anatomique et celui de ces affections microbiennes. Ne sont-ce pas les mêmes inflammations chroniques qui se disséminent un peu partout dans l'organisme et peuvent s'y reproduire indéfiniment. Pour qu'il y ait identité complète qu'y manque-t-il? Le microbe.

Le tissu gommeux de la syphilis tertiaire, tout en restant semblable à lui-même, présente des différences morphologiques qu'il faut connaître, parce qu'elles sont très communes. Et puis, comme elles s'éloignent du type classique de la nodosité et de la tumeur syphilitique, on courrait risque de se méprendre sur leur origine et sur leur nature, si on n'en faisait pas une étude approfondie.

Ce tissu, au lieu de se condenser, de s'agglomérer en masses circonscrites sur un ou plusieurs points, se répand en nappes illimitées dans les téguments, les séreuses et leur tissu conjonctif sous-jacent, ou bien il s'infiltre d'une façon diffuse dans l'épaisseur des parenchymes. C'est alors que le processus anatomique de la syphilis s'éloigne le plus de celui qui appartient aux tumeurs proprement dites et se confond avec celui des inflammations chroniques. Du reste, le siège primitif de la lésion est toujours dans le tissu conjonctif et les éléments actifs des organes ne sont atteints que consécutivement.

Dans mes leçons antérieures, j'ai souvent insisté sur le mode diffus de la néoplasie spécifique. J'ai décrit longuement l'aspect des lésions qui en résultent et sur le tégument externe et dans le tissu cellulaire sous-cutané. J'ai fait voir que ces grandes nappes de néoplasie étaient quelquefois seules, mais que, le plus souvent, elles s'associaient à la néoplasie condensée sous forme de tubercules ou de gommes ; qu'elles en étaient une annexe, la complétaient et servaient comme de trait d'union aux foyers tuberculo-gommeux disséminés. J'ai insisté sur les conséquences graves qui résultaient de leur fonte et sur le rôle considérable qu'elles jouaient dans le phagédénisme syphilitique. Dans le cours de ces nouvelles leçons, j'aurai souvent à m'occuper des néoplasies gommeuses diffuses. Ce sont elles qui produisent les délabrements les plus considérables dans les déterminations de la syphilis tertiaire sur les muqueuses ; ce sont elles qui, peut-être plus encore que les tumeurs gommo-scléreuses, président à l'altération progressive du tissu normal des viscères et à sa destruction définitive.

Elles n'appartiennent pas exclusivement à la syphilis tertiaire ; on les observe aussi dans la syphilis secondaire et même dans l'accident primitif. Ne constituent-elles pas, en majeure partie, les grandes plaques cutanées des papulodermies, et l'œdème dur ou éléphantiasique des organes génitaux, du scrotum, du fourreau chez l'homme, et des grandes lèvres chez la femme, qui accompagnent fréquemment le chancre induré? Mais dans la syphilis secondaire et dans la syphilis primitive ces néoplasies diffuses sont résolutives. Les éléments embryonnaires qui les constituent disparaissent peu à peu, spontanément ou sous l'influence d'un traitement spécifique ; l'hyperplasie des cellules du tissu conjonctif s'arrête, et l'on ne voit jamais ou bien rarement le processus, à cette date de la maladie, atteindre ce point extrême où les molécules descendent à un degré d'organisation inférieure, ou deviennent des produits de déchéance sans connexion avec la vie générale.

Il n'en est pas ainsi dans la syphilis tertiaire. Les inflammations, les néoplasies diffuses qu'elle suscite aboutissent presque toujours d'elles-mêmes et quand elles ne sont pas arrêtées de bonne heure par un traitement spécifique, à la nécrobiose ou à la sclérose ou mieux encore à la nécrobio-sclérose.

II

La nécrobiose dans les infiltrations néoplasiques tertiaires diffuses est partielle ou générale, rapide ou lente dans son évolution. On l'observe principalement sur les muqueuses. Elle reste, généralement circonscrite, soit au milieu des parenchymes infiltrés, soit à leur surface. Elle ne constitue, en quelque sorte, qu'un épisode du processus. Son rôle est infiniment moins considérable que dans les nodosités gommeuses. Il s'efface devant la prépondérance que prend et que conserve jusqu'au bout la sclérose.

La sclérose est, en effet, le terme auquel arrivent fatalement les néoplasies diffuses du tertiarisme. La place qu'elle occupe dans l'anatomie pathologique de la syphilis est immense. Tous les tissus, tous les organes, tous les systèmes peuvent en être atteints. Qu'il me suffise de dire ici qu'on la trouve sous sa forme primitive et directe dans les méninges, dans le péritoine, dans les plèvres ; qu'elle constitue une des lésions les plus communes et les plus graves de la syphilis intra-crânienne, l'artérioso-sclérose des artères de la base, principalement des artères dévolues à l'irrigation sanguine du lobe antérieur gauche ; que c'est elle qui produit les cirrhoses spécifiques du névraxe, des organes splanchniques, foie, reins, rate, etc. ; qu'elle est la cause des rétrécissements et des déformations qu'on observe dans les cavités et les conduits, à l'isthme du gosier, dans les arrière-narines, dans le larynx, la trachée et les bronches, dans l'œsophage, dans le rectum, etc., etc. ; enfin que toutes les parties constituantes de l'organisme sont suscep-tibles de subir son action qui détruit leur élément spécifique et para-lyse leur activité fonctionnelle.

Un grand nombre de maladies constitutionnelles, de dyscrasies congénitales ou acquises, d'intoxications, etc., suscitent des inflamma-tions chroniques dont le terme fatal est la sclérose. Anatomiquement, il n'est pas toujours facile de distinguer la sclérose syphilitique des scléroses provenant d'une autre cause. La spécificité morphologique réside principalement pour la syphilis dans la présence au milieu des tissus sclérosés de nodosités gommeuses ou de traînées d'éléments embryonnaires dégénérés, qu'on observe çà et là, soit au milieu d'un tissu fibreux de nouvelle formation, soit à côté de lui dans les parties qu'il n'a pas encore envahies.

La distribution topographique de la sclérose dans la syphilis, pré-sente aussi quelques caractères particuliers. Le plus remarquable, c'est l'absence de toute régularité, de toute systématisation. Aucun groupement coordonné et toujours le même ; aucune série de lésions successives, limitées exclusivement et d'une manière constante dans telle ou telle partie constituante d'un organe ; rien de fixe, rien de permanent, ni de soumis à une loi susceptible de recevoir une for-mule. Que vous considériez la sclérose de la syphilis dans ses rapports avec l'ensemble de l'organisme ou bien avec chacune de ses parties prises isolément, vous trouverez toujours que le choix de ses localisa-tions n'a pour règle que le caprice et pour résultat que l'incoor-dination. Qu'y a-t-il d'étonnant à cela, puisque le trait le plus sail-lant de la syphilis tertiaire est l'inattendu en tout, dans l'époque comme dans la modalité particulière de ses manifestations, etc. ?

La même humeur bizarre semble présider à la répartition, au milieu des néoplasies tertiaires, des deux éléments gommeux et scléreux, qui s'y trouvent toujours dans des proportions relatives qu'on ne peut ni prévoir ni calculer. Depuis leur mélange à parties plus ou moins égales jusqu'à la prédominance presque exclusive de l'un ou de l'autre mode de terminaison du processus, on constate tous les degrés intermédiaires. La spécificité syphilitique de ces lésions est en raison directe de la quantité des tissus gommeux qu'elles contiennent. Il ne faut pas en effet considérer comme une émanation directe de la syphilis toutes les scléroses qu'on observe à la surface ou dans l'intérieur des viscères. Il y en a beaucoup qui sont *consécutives*, c'est-à-dire qui résultent de l'irritation suscitée par les gommes à leur périphérie, et qui rentrent, par conséquent, dans la catégorie des inflammations productives locales et non diathésiques. Ce processus d'ordre commun est beaucoup moins rare qu'on ne se l'imagine, dans la syphilis tertiaire ; et c'est ce qui fait que non seulement par sa séméiotique, mais aussi par son anatomie pathologique, elle n'a pas toujours la physionomie d'une affection spécifique et se confond si aisément avec les affections ordinaires ou d'une toute autre origine.

Pour caractériser par une épithète les variétés que présentent les lésions tertiaires, on pourrait dire qu'elles sont *gommeuses* et *gommo-scléreuses*, *scléreuses* et *scléro-gommeuses*, en ayant soin d'ajouter que la sclérose est tantôt primitive et directe, tantôt consécutive ou indirecte. Mais cette dernière distinction se préjuge et ne se constate que difficilement.

Pendant le travail productif de ces inflammations syphilitiques tertiaires, les éléments propres des tissus et des viscères progressivement envahis par la sclérose, subissent une évolution rétrograde. Enclavés au milieu du tissu conjonctif, étranglés par lui, ils disparaissent généralement par atrophie granulo-graisseuse, et ne sont plus représentés que par des îlots de parenchyme épars au milieu des foyers fibreux. Quelquefois on trouve des éléments hypertrophiés à côté de ceux qui sont en voie d'atrophie. C'est aux organes parenchymateux, aux viscères, poumons, foie et reins, etc., qu'appartient plus spécialement l'atrophie granulo-graisseuse.

De même que dans l'ensemble d'une lésion tertiaire viscérale, il y a des scléroses consécutives et indirectes, de même aussi, il y a des amas granulo-graisseux qui ne proviennent pas directement de la régression des gommes, mais de la dégénérescence des éléments actifs.

Ces éléments actifs et physiologiques des viscères, restent-ils toujours inertes et passifs dans la sclérose ? La trame conjonctive est-elle primitivement le seul théâtre de l'action morbide ? C'est une question d'anatomie pathologique générale qui n'est pas encore complètement élucidée[1].

Pour terminer ces considérations sur l'anatomie pathologique générale du tertarisme, il faut mentionner deux altérations qui se rencontrent quelquefois dans les lésions de cette nature : l'altération amyloïde et la dégénérescence colloïde. Elles n'ont, du reste, rien de spécialement propre à la syphilis et occupent dans sa cachexie viscérale ultime une place beaucoup moins considérable qu'on ne l'avait supposé d'abord.

CINQUIÈME PARTIE

DIAGNOSTIC, PRONOSTIC ET TRAITEMENT DE LA SYPHILIS TERTIAIRE

I. Diagnostic. — Causes des difficultés qu'il présente : âge avancé de la syphilis, âge avancé des malades et existence chez le même sujet de plusieurs diathèses. — Signes diagnostiques principaux.

II. Pronostic du tertiarisme constitué. — Gravité du tertiarisme viscéral.

III. Traitement. — Action curative et action préventive du mercure et de l'iodure de potassium. — Objections contre l'action préventive radicale. — Traitement mixte curatif.

I

La question du diagnostic est d'une importance capitale dans la syphylis tertiaire. Pour la résoudre, on n'aura qu'à grouper méthodiquement et à analyser, au point de vue des signes qu'on en peut tirer, toutes les circonstances pathologiques que j'ai énumérées en parlant des symptômes, des causes, du processus.

Lorsque les déterminations de la syphilis s'effectuent à la surface du corps, sur la peau, sur les muqueuses, dans des cavités accessibles à nos moyens d'exploration, dans le tissu cellulaire sous-cutané, sur la plupart des os du squelette, etc., elles sont faciles à reconnaître, car

---

1. Ce n'est pas ici le lieu d'étudier dans ses détails les plus minutieux l'histogenèse de la sclérose en général. Les notions classiques nous suffisent pour expliquer le processus anatomique du tertiarisme. Cependant je ne puis passer sous silence les recherches récentes de MM. Kelsch et Kiener sur les scléroses parenchymateuses. En étudiant l'hépapatite paludéenne, ils se sont convaincus que les éléments propres des organes n'ont pas toujours ce rôle absolument passif qu'on leur assigne généralement; que bien au contraire ils peuvent concourir par une évolution hyperplasique à la formation du tissu pathologique. Kelsch et Kiener, *Traité des maladies des pays chauds*, 1886.

elles présentent presque toutes des caractères spécifiques très tranchés, qui ont été reconnus et décrits dans toutes leurs particularités cliniques et anatomiques, depuis l'invasion de la syphilis en Europe.

On rencontre cependant quelquefois des difficultés qui tiennent à diverses causes et principalement aux suivantes :

1° L'âge très avancé de la syphilis : plus la maladie s'éloigne de son début, plus, en général, son type subit d'altérations ;

2° L'âge de l'individu, qui entraîne aux diverses périodes de la vie, une fréquence plus grande de telle ou telle maladie, ayant plus ou moins de ressemblance dans ses symptômes et le siège de ses déterminations, avec les accidents propres à la syphilis : scrofule dans l'enfance et la jeunesse ; arthritisme, dartres à l'âge de maturité ; plus tard, cancer et toutes les altérations organiques et les dyscrasies qui tiennent à l'usure progressive de la vie ;

3° Convergence sur les mêmes points de lésions diathésiques d'origines constitutionnelles diverses, etc.

Dans mes leçons antérieures, j'ai étudié toutes les questions de diagnostic qui ont trait aux déterminations tertiaires de la syphilis sur la peau et le tissu cellulaire sous-cutané. Qu'il me suffise d'avoir rappelé les points qui doivent servir de jalons dans la question du diagnostic, quand le tertiarisme externe présente des caractères obscurs, incomplets ou trop complexes.

Les déterminations viscérales de la syphilis tertiaire sont incomparablement plus difficiles à diagnostiquer que les précédentes. Mais du moment qu'on est pénétré de cette idée qu'elles sont possibles, un grand pas est déjà fait et le problème est à moitié résolu. La défiance est ici, on peut le dire, la mère de la sûreté, en matière de diagnostic, surtout si on a le bon esprit de ne pas trop l'exagérer et de la maintenir dans des limites raisonnables. Encore vaudrait-il mieux pécher par excès que par défaut, car il ne faut jamais oublier qu'une syphilis tertiaire a besoin d'être reconnue de très bonne heure pour être guérie. Tout retard, toute tergiversation font courir le risque de lésions incurables.

Nous retrouvons, à propos du tertiarisme viscéral, les mêmes causes de difficulté dans le diagnostic que pour le tertiarisme externe, mais plus nombreuses et plus grandes, et avec quelques autres bien autrement compliquées.

Et d'abord, que l'époque très reculée dans un passé lointain et presque oublié, de l'accident primitif et des premières manifestations

diathésiques, ne vous porte pas à nier l'existence de la syphilis viscérale, ni à douter de ses manifestations internes. Il est fréquent d'observer un intervalle quelquefois très considérable et dépassant même
toute limite croyable, entre le chancre contracté dans la jeunesse et
telle ou telle syphilose viscérale de l'âge mûr ou de la vieillesse.
Par contre, on ne voit qu'assez rarement l'évolution diathésique se faire
avec une régularité telle, que la succession, l'enchaînement, la topographie et le caractère de plus en plus accusé des déterminations, con-
duiraient les plus aveugles à les reconnaître, alors même qu'elles se
cacheraient au plus profond des viscères.

La forme, le nombre, l'intensité et la durée de la syphilis primitive
et secondaire, n'ont aucune importance dans la question du diagnostic
et même du pronostic de la syphilis viscérale. Ainsi, il serait très témé-
raire de conclure qu'une viscéropathie n'est pas syphilitique parce que
le malade n'a eu récemment ou à une époque plus ou moins éloignée,
que des accidents toujours insignifiants.

Néanmoins, la question des antécédents est d'une importance si
grande pour le diagnostic de la syphilis viscérale, qu'on ne saurait mettre
trop de soin, de temps et de patience à l'élucider. Par cela seul qu'on
aura la certitude qu'antérieurement à la maladie actuelle le malade a
eu la syphilis, on sera autorisé à se demander et on devra rechercher
par tous les moyens possibles, si son affection ne pourrait pas émaner
de cette diathèse.

Mais ces antécédents ne sont pas toujours, il s'en faut de beaucoup,
faciles à découvrir ou à éclaircir. Bien plus, maintes fois ils font complètement défaut, parce que les malades les ont oubliés, méconnus ou
parce qu'ils veulent les dissimuler. Ce genre de malades est beaucoup
moins fréquent aujourd'hui qu'autrefois. La génération actuelle est
moins ignorante en syphiliographie que celle d'il y a seulement vingt
ou trente ans. Elle n'est pas étrangère aux progrès que nous avons
faits dans l'étude de la syphilis tertiaire. Elle en connaît l'imminence, la
possibilité à tout âge et les dangers. A cet égard, nous avons fait son
éducation. Pour ma part, sans alarmer mes malades atteints de syphilis,
je ne manque jamais de leur dire de tenir pour suspects tous les troubles, toutes les lésions qui peuvent leur survenir, alors même que ces
lésions et ces troubles ne leur sembleraient avoir absolument aucun
rapport avec la syphilis. Les femmes sont moins initiées à la pathologie
spécifique que les hommes. Elles sont encore moins enclines qu'eux à
révéler leur passé morbide, quand elles le connaissent et qu'on ne le
leur a pas caché. Aussi, toutes choses égales d'ailleurs, le diagnostic

du tertiarisme viscéral est-il plus malaisé chez elles. Ne l'oubliez pas.

Cela posé, il faut maintenant entrer plus au cœur de la question et chercher les signes diagnostiques dans la viscéropathie elle-même, indépendamment de toutes les conditions extrinsèques que je viens de passer en revue. Nous les étudierons plus tard minutieusement, au sujet de telle ou telle syphilose interne. Bornons-nous ici à les énumérer:

Tenez compte surtout des circonstances suivantes : *a* isolement excessif ou profusion et dissémination irrégulières des phénomènes ; — *b* leur discordance, leur dissociation ; — *c* leur développement insidieux ; — *d* leur état ébauché, incomplet qui ne leur permet pas de former des syndromes à physionomie franche, comme le font d'autres affections ; — *e* leur augmentation progressive et puis leur temps d'arrêt, comme s'ils hésitaient à aller jusqu'au bord de leur processus ; — *f* leurs alternatives inattendues et insolites de mieux et de plus mal ; — *g* leur complexité désordonnée, avec absence de systématisation catégorique et définitive.

Dans l'appréciation de tous ces signes diagnostiques, il faut avoir en vue, non seulement la syphilis, mais aussi toutes les autres maladies générales et toutes les affections locales qui sont susceptibles de produire les mêmes désordres qu'elle.

On songera plus particulièrement à la scrofule, à l'arthristisme, aux artério-scleroses de toute provenance, aux grandes intoxications, surtout à l'alcoolisme. Eh bien, quoi que vous fassiez ; avec quelque soin que vous soumettiez à l'analyse la plus minutieuse et la plus exacte toutes les circonstances qui doivent servir de base au diagnostic; quelque largeur de vue que vous apportiez dans l'appréciation de leur attache étiologique, etc., etc.; vous n'arriverez pas toujours à sortir du doute, à vous faire une conviction absolue sur la nature syphilitique ou non de telle ou telle viscéropathie.

Peut-être alors le traitement vous fournira-t-il un précieux élément de diagnostic. Dans tous les cas douteux et à plus forte raison dans les autres, il faut y recourir et administrer l'iodure de potassium à hautes doses. Il est vrai que ce sel améliore aussi d'autres affections que celles qui sont syphilitiques, mais pas au même degré cependant, ni avec la même promptitude.

Mettez enfin, au nombre des bons signes indicateurs de la syphilis, la discordance qui existe entre l'âge du sujet et l'affection interne dont il est atteint.

II

Le pronostic général de la syphilis tertiaire implique l'étude des circonstances qui peuvent faire prévoir qu'à tel ou tel moment la maladie, jusque-là secondaire seulement ou bien latente et en apparence guérie depuis longtemps, se modifiera ou se réveillera en se formulant sur le mode spécial des lésions profondes et destructives, et des localisations viscérales qui sont propres à sa période constitutionnelle. J'ai examiné cette question et je ne vois pas la nécessité d'y revenir aujourd'hui [1].

Mais il y a, en outre, le pronostic du tertiarisme constitué. Eh bien, ai-je besoin de dire que, envisagé dans l'ensemble de ses manifestations multiples et de ses tendances destructives, le tertiarisme est toujours sérieux, souvent grave, et que, dans nombre de cas, il peut tuer ou rendre irrémédiablement infirme.

Il y a de grandes différences toutefois entre les dangers du tertiarisme, suivant qu'il est externe ou interne. Au dehors, c'est la malignité de la lésion elle-même qui est à craindre. Dans la syphilis viscérale, le siège de la localisation est souvent d'une plus grande importance que le désordre anatomique. Au premier rang des déterminations vicérales dangereuses, il faut placer celles qui s'effectuent sur le névraxe et sur les yeux ; ce sont les plus précoces et les plus fréquentes. Celles du larynx peuvent mettre aussi quelquefois la vie rapidement en danger. Les syphiloses hépatique, rénale, pulmonaire, viennent peut-être en seconde ligne. Les déterminations syphilitiques tertiaires sur les cavités de la face, sur l'œsophage, l'anus et les organes génitaux externes sont fécondes en désordres matériels très graves, mais ne portent pas des atteintes aussi sérieuses à la vie.

L'âge du malade doit entrer en ligne de compte dans le pronostic. Il est plus grave dans la vieillesse qu'aux autres périodes de la vie.

Enfin, il faut prendre également en considération la coexistence d'autres maladies constitutionnelles, la santé antérieure et actuelle des malades, surtout leur passé syphilitique, et aussi leur plus ou moins grande aptitude à éprouver promptement et dans toute sa plénitude l'action curative des spécifiques.

---

1. Charles Mauriac, *Leçons sur les maladies vénériennes*, p. 411 à 421.

III

Dans le traitement de la syphilis tertiaire, il importe de considérer séparément l'action préventive et l'action curative des deux grands spécifiques de la maladie, le mercure et l'iodure de potassium.

On a dit que le meilleur et peut-être le seul moyen d'empêcher la diathèse d'aboutir au tertiarisme, c'était de traiter l'accident primitif et les accidents secondaires, suivant certaines méthodes fixes et infaillibles, pendant des années, jusqu'à l'épuisement présumé de l'action morbide propre aux deux premières phases de la maladie constitutionnelle. — Que ce soit là un sage conseil qu'il est utile et même habile de suivre dans la pratique pour donner aux malades toutes les chances possibles de guérison et mettre à l'abri notre responsabilité médicale, je le concède bien volontiers. Mais quand on vient affirmer hautement qu'en fait de syphilis il est plus facile de *prévenir* que de *guérir*, on commet une erreur qu'un trop grand nombre d'observations démontrent malheureusement tous les jours.

La question de savoir dans quelle mesure les spécifiques qui combattent et font disparaître les accidents *actuels* en voie d'évolution, sont susceptibles d'empêcher les accidents *possibles* dans un avenir plus ou moins éloigné, est une des plus délicates à résoudre. Je ne vois rien, en effet, qui puisse nous permettre de calculer d'une façon exacte, et en ne sortant pas des données physio-pathologiques, l'influence que le mercure et l'iodure de potassium exercent sur une chose aussi insaisissable, aussi mystérieuse, aussi inaccessible à une appréciation positive, que la diathèse au repos, c'est-à-dire que la diathèse qui ne se manifeste plus par aucun phénomène actif ou vivant, dont les atteintes antérieures se perdent dans un passé plus ou moins éloigné, et dont les atteintes futures sont tellement problématiques qu'elles déjouent toutes nos prévisions. Ce n'est qu'avec la statistique qu'on peut, non pas prouver l'action préventive, mais donner en sa faveur quelque semblant de preuve. Or, à ces statistiques il serait facile d'en opposer d'autres qui prouveraient le contraire. Les chiffres auraient beau s'accumuler, se mettre en bataille rangée sur leurs colonnes respectives, nous n'arriverions jamais à une conviction inébranlable ; car les statistiques, en thérapeuthique comme en pathologie, ne donnent jamais la raison biologique des phénomènes morbides. Avec elles, on ne sort point de l'éventuel ni des probabilités.

Dans le traitement de la syphilis, peut-être plus encore que dans celui des autres maladies, parce qu'on possède pour la combattre deux spécifiques, on est enclin à des exagérations de croyance qui touchent au fanatisme. Mais, tout en ayant une juste confiance dans l'efficacité de la thérapeutique spécifique, il faut se mettre en garde contre une foi aveugle. Elle obscurcit le jugement et empêche de voir dans leur triste réalité les faits qui éclatent en pleine lumière et confondent si souvent nos prétentions, non seulement à guérir, mais aussi à prévenir les manifestations de la syphilis.

Il saute aux yeux que si le mercure et l'iodure de potassium possédaient une *action préventive radicale,* ou tout au moins aussi efficace que leur action curative, bien peu de personnes seraient longtemps victimes de la maladie. Une première, une seule cure sauvegarderait l'avenir. On ne verrait jamais ces récidives, ces poussées successives qui font partie intégrante de la *vérole traitée ou non traitée.* Or, comme aujourd'hui tous les syphilitiques, à peu d'exceptions près, se soumettent à une médication spécifique bien dirigée et poursuivie pendant de longues années, le tertiarisme deviendrait une rareté, et la syphilis ne parcourrait le cycle entier de son évolution que chez ceux qui seraient assez mal inspirés pour ne pas se soigner.

Or, est-ce ainsi que les choses se passent? Évidemment non, car, d'une part, on voit, et j'en ai été témoin maintes fois, les accidents les plus graves survenir en plein traitement, alors qu'on faisait tout ce qu'il était spécifiquement possible de faire pour les prévenir; tandis que, d'autre part, on voit la syphilis rester bénigne, superficielle et s'arrêter court chez des individus insouciants, qui ne se sont pas donné la peine d'absorber un centigramme de mercure ou un gramme d'iodure de potassium.

L'ensemble des faits fournit donc, à première vue, un argument péremptoire contre l'action *préventive absolue.* On se retranche alors dans les cas particuliers et on dit : tel malade, fâcheusement prédisposé a passé par de rudes épreuves, malgré le traitement spécifique; mais son sort eût été bien plus funeste s'il ne s'était pas traité du tout… Sans doute cela est vrai dans une certaine mesure, et je l'accorde volontiers, quoiqu'on en soit forcément réduit, en pareil cas, à une supposition.

Mais par contre, ne peut-on pas dire aussi : voici un malade heureusement prédisposé qui n'a eu que des accidents bénins et éphémères, et qui a fait prompte justice lui-même de sa syphilis, quoiqu'il n'ait pris aucun remède. Que serait-il arrivé de mieux s'il s'était gorgé de mercure et d'iodure de potassium?

Ne faut-il pas conclure de ce qui précède que si l'action préventive existe, elle est *incomplète*, puisqu'elle n'empêche pas, la plupart du temps, les accidents de se produire à brève échéance, quand ils sont condamnés à survenir par le processus naturel de la maladie.

Or, si cette action est incomplète et de plus *très courte*, attendu que presque toujours ces manifestations se reproduisent cinq ou six fois sous une forme ou sous une autre, pendant les deux ou trois premières années que dure la période virulente ; comment cette action aurait-elle *une longue portée*, une puissance assez profonde et assez permanente pour dominer la situation morbide, vingt ou trente ans après l'administration des spécifiques, alors qu'elle leur échappait en pleine période active du traitement.

Et dans la période tertiaire, est-ce que les récidives ne sont pas la règle aujourd'hui comme autrefois, avant qu'on eût découvert les applications de l'iodure de potassium? Malgré les propriétés merveilleuses de ce médicament, ne voyons-nous pas tous les jours des malades qui en absorbent des quantités considérables, retomber sans cesse dans le même ordre d'accidents? Certes, il y a tout lieu de croire que ces accidents de récidive auraient été plus graves sans une médication iodurée antérieure ; mais enfin cette médication ne les a pas empêchés de se produire à leur heure et de déjouer notre trop grande confiance dans la spécificité thérapeutique préventive.

Mon intention n'est pas de faire pénétrer dans vos esprits un doute décourageant. Elle a plutôt pour but de vous prémunir contre des méthodes exclusives, formulées mathématiquement, qui promettent beaucoup plus qu'elles ne tiennent et qui exposent ceux qui croient naïvement en elles à de nombreuses déceptions.

Voilà ce que j'ai professé autrefois. Le temps et l'expérience n'ont point modifié mes idées à cet égard. Je puis, comme dans mes leçons antérieures, résumer ma manière de voir à cet égard de la façon suivante :

1. La syphilis possède deux spécifiques, le mercure et l'iodure de potassium.

2. Chacun d'eux est doué d'une *action curative* puissante qui ne fait que bien rarement défaut dans l'ordre des manifestations que chacun d'eux est plus spécialement appelé à combattre.

3. Leur *action préventive* est très inférieure à leur action curative, si tant est qu'elle existe, ce qui est probable, mais difficile à démontrer d'une façon positive. Toujours est-il qu'elle est fort *incomplète* puisque les poussées successives de la maladie s'effectuent à peu près fatale-

ment de la même façon chez ceux qui sont traités ou chez ceux qui ne le sont pas.

4. Il ne faut donc pas diriger systématiquement la médication spécifique contre la diathèse, en dehors de ses manifestations, car, sans cela, on serait condamné à traiter les syphilitiques pendant toute la durée de leur existence. On doit attaquer les accidents par l'un ou l'autre spécifique ou par les deux, suivant la durée et la mesure qu'exigent leur intensité, leur généralisation, leur nature, leur date et leurs localisations.

5. Dans l'intervalle des poussées, quand l'organisme est revenu à son état normal et qu'il n'existe plus aucun vestige de l'attaque qui vient de finir, ni aucun prodrome si simple qu'il soit de l'attaque future, il est indiqué de suspendre jusqu'à nouvel ordre, la médication spécifique.

6. En un mot, la source des indications se trouve, non pas dans l'idée forcément hypothétique qu'on se fait de la diathèse à l'état virtuel, mais bien dans les effets matériels de cette diathèse, dès qu'elle commence à passer du repos à l'action. Quand elle est absolument à l'état de latence, c'est le moment qu'il faut choisir pour ne pas troubler l'organisme par une médication qui s'émousse et qui attaque vainement une chose invisible et insaisissable.

L'iodure de potassium est le spécifique par excellence du tertiarisme. Lorsque ses propriétés syphilio-thérapiques furent découvertes par M. Wallace, en 1832, la pathologie de la syphilis tertiaire était encore à l'état d'ébauche. On n'en connaissait guère que les manifestations externes. C'est donc contre elles surtout qu'on dirigea le nouveau remède. Sa grande efficacité curative fut universellement admise. A mesure que les recherches modernes agrandissaient le domaine du tertiarisme, les indications se multipliaient et l'iodure de potassium ne manqua jamais de répondre à ce qu'on attendait de lui, avec une rapidité et une certitude qu'on ne trouve peut-être au même degré dans aucun autre médicament, sauf le sulfate de quinine. Ses merveilleuses vertus furent proclamées partout et l'enthousiasme qu'il inspira dans les premiers jours de son application ne s'est pas affaibli. Il n'y a pas eu contre lui ces mouvements de réaction violente, de haine féroce et superstitieuse comme pour le mercure. Chose rare en thérapeutique, à sa période de grandeur n'a point succédé une période de décadence. Au contraire, ses applications se sont étendues et ne sont plus exclusivement limitées aux accidents syphilitiques.

L'action du mercure dans la syphilis est peut-être plus profonde et plus durable que celle de l'iodure. On croit qu'elle a plus de portée et que, ne se bornant pas aux manifestations de l'heure présente, elle attaque la diathèse et prévient ainsi plus sûrement que l'iodure les éventualités des déterminations lointaines et graves. Cette manière de voir peut se soutenir. Toutefois elle est plutôt le résultat d'une impression générale et un peu vague, que la conséquence d'expériences méthodiquement faites et longtemps poursuivies. Les cas ne manquent pas cependant. Mais qui ne sait combien sont délicates, difficiles, aléatoires et toujours contestables les appréciations que l'on porte sur les effets à très longue échéance d'une action curative ou préventive ? Ce sont des conjectures et non point des preuves. Malgré cette incertitude forcée, la tradition s'établit peu à peu et c'est elle seule bien souvent qui guide la pratique de chaque jour.

Quoi qu'il en soit, ne soyez jamais exclusifs dans l'emploi du mercure et de l'iodure de potassium. Tous les deux dans une mesure inégale, il est vrai, trouvent leurs indications et présentent leur opportunité aux diverses phases de la syphilis. J'ai traité longuement cette question dans un autre ouvrage ; qu'il me suffise ici de rappeler que l'iodure doit être administré dans tous les cas où il y a, soit comme forme et processus de la lésion, soit comme date de son apparition, quelque apparence de tertiarisme. Ainsi je le donne largement dans l'accident primitif lui-même, chaque fois que sa sclérose est volumineuse et ressemble à une gomme, ou chaque fois qu'il devient ulcéreux et à plus forte raison phagédénique. Dans tous les troubles constitutionnels de la phase secondaire, dans la cachexie initiale, il est tout aussi efficace que dans les phénomènes morbides du même ordre qui appartiennent à la phase tertiaire de la maladie. Je l'emploie aussi dans les syphilis secondaires attardées, etc.

Ses indications sont certainement plus nombreuses et plus variées que celles du mercure. Mais ce vieux spécifique de la syphilis ne doit point être exclusivement limité aux accidents secondaires. Il trouve aussi d'utiles applications dans le tertiarisme externe ou interne. J'y ai recours dans le traitement de presque toutes les viscéropathies spécifiques, soit conjointement avec l'iodure, soit en alternant avec lui, quand il y a urgence de recourir aux doses massives de ces deux spécifiques.

Et, à propos de doses, sachez que l'iodure ne possède la plénitude de son efficacité thérapeutique, surtout en matière de tertiarisme, que lorsqu'on l'emploie à doses élevées. Je ne prescris jamais moins d'un gramme d'iodure et, dans les circonstances graves, je débute d'emblée par 4 ou 5, pour aller progressivement jusqu'à 6 ou 8. La même règle est applicable au mercure en pareil cas, mais il faut alors procéder avec infiniment plus de circonspection, parce qu'il est moins maniable et beaucoup plus dangereux.

L'école des abstentionnistes dans le traitement de la syphilis a soutenu qu'il était inutile d'administrer des spécifiques. Elle a même été plus loin : elle a prétendu que cette pratique était nuisible et qu'en l'appliquant dans les premières phases de la syphilis, on prédisposait les malades aux accidents plus ou moins éloignés du tertiarisme. Et puis on invoquait la spontanéité curative de l'organisme. Certes cette spontanéité existe. Elle est même manifeste dans les premières déterminations superficielles de la diathèse. Mais elle décroît peu à peu et il arrive un moment où elle est à peu près nulle. Dans le tertiarisme, il ne faut donc pas compter sur cette spontanéité curative, et c'est encore là une preuve du caractère constitutionnel de la syphilis à cette période. On doit pour ainsi dire violenter l'organisme pour qu'il se débarrasse des accidents tertiaires ; car il semble les accepter et n'avoir contre eux aucune velléité de résistance, tant ils font partie intégrante et intime de sa nouvelle manière d'être.

Au sujet de la spontanéité curative de l'organisme dans la syphilis et des prétendus dangers que fait courir l'intervention prématurée d'un traitement radical, je répéterai ici, en terminant, ce que je disais à propos des premières manifestations de la syphilis. Faut-il les traiter ? Je n'entends point par là les entourer de soins hygiéniques convenables et propres à faciliter ou à hâter leur guérison spontanée. Je veux dire : faut-il administrer les spécifiques que nous possédons contre eux à doses assez élevées pour les interrompre brusquement dans leur processus, les juguler, pour ainsi dire, et en faire justice le plus promptement possible? On a comparé les premières formes érythémateuses des syphilides à celles d'un exanthème fébrile virulent, et cette analogie n'est pas dépourvue de fondement. Eh bien, si on était en possession d'un spécifique puissant contre la variole, la rougeole et la scarlatine, oserait-on l'employer pour arrêter, en pleine crise réactionnelle, l'une de ces pyrexies? Ne craindrait-on pas de placer les malades dans l'imminence d'un danger prochain ou éloigné, en troublant ainsi l'ordre évolutif. Qui pourrait garantir que ce travail d'élimination, de dépuration qui se fait à la surface de la peau et des muqueuses, n'irait se porter ailleurs si on l'interrompait dans ses opérations salutaires? Ne voit-on pas des enfants dont l'éruption, pour une cause ou pour une autre, n'a·pu atteindre la plénitude de son efflorescence, tomber dans la cachexie ou passer d'une maladie aiguë et accidentelle à une maladie constitutionnelle et chronique qui a pris naissance dans les germes momentanément avortés de la pyrexie dermique?

C'est ici que l'analogie entre les fièvres éruptives et la syphilis, légitime sur certains points, se trouve en défaut ou du moins n'est pas rigoureusement exacte.

Et en effet, une fièvre virulente est une intoxication accidentelle qui n'a point de tendance à devenir permanente, et qui, par cela même, suscite une synergie réactionnelle, d'autant plus puissante qu'elle doit être de moindre durée. Malgré qu'un ordre parfait préside à l'évolution dans les formes régulières de ces sortes de fièvres, les fonctions organiques sont trop fortement surexcitées pour rester en état d'équilibre stable. De là, des rétrocessions, des délitescences dangereuses. Quand la détermination cutanée s'évanouit, le mouvement morbide se déplace et va s'effectuer sur un organe interne.

En est-il ainsi pour la syphilis? Non. Sans doute, dans les formes généralisées et aiguës de ses premières poussées, elle manifeste bien quelque velléité de réaction fébrile. Mais quelle insignifiance dans cette tentative, quand on la compare aux efforts tenaces, prolongés, et toujours sur la récidive, ici ou là, à un moment ou à un autre, des syphilodermies de la phase virulente! En attaquant ces syphilodermies, en les faisant disparaître à n'importe quelle phase de leur évolution, en les guérisant ou en les prévenant, on améliore la situation générale, bien loin de l'aggraver.

On a dit que les manifestations viscérales de la syphilis devenaient plus nombreuses depuis que les manifestations cutanées diminuaient de nombre et de gravité. Cette assertion est-elle bien exacte? N'est-il pas plus naturel de croire que si les viscéropathies spécifiques sont plus fréquentes, c'est qu'on sait mieux les découvrir?

Le balancement morbide entre les déterminations cutanées et les déterminations viscérales de la syphilis est loin d'être aussi bien établi que dans les pyrexies exanthématiques ou même que dans les accidents propres à la dartre et surtout au rhumatisme et à la goutte. A cet égard, la syphilis et la scrofule se ressemblent : elles sont plus fixes, moins mobiles que les autres maladies constitutionnelles dans leurs déterminations.

Plus on avance dans la diathèse et plus ses accidents réclament l'emploi des spécifiques. Contre les formes ecthymateuses, tuberculeuses et gommeuses elles sont impérieusement indiquées, et à plus forte raison contre le tertiarisme viscéral.

Pour le combattre efficacement sous toutes ses formes, il est indispensable de recourir à l'iodure de potassium, seul ou combiné avec l'hydrargyre. Très souvent, mais pas toujours, on obtient alors des résultats merveilleux de l'emploi des deux spécifiques. — Que notre foi dans leur infaillibilité ne soit pas trop absolue. Il faut, pour le développement de leurs vertus curatives, que l'organisme ne se montre pas réfractaire, qu'il consente et qu'il ne leur fournisse pas un terrain trop inerte ou trop épuisé pour laisser germer et grandir l'action thérapeutique. En pareil cas, notre tâche ne doit pas être de gorger à saturation nos malades d'iodure et de mercure, mais bien de relever leurs forces, de donner un peu de résistance et d'énergie à leur organisme et de le rendre apte à se laisser impressionner par l'intervention spécifique, de façon à en développer et à en féconder les effets curatifs.

Et puis il ne faut pas demander à l'iodure et au mercure plus qu'ils ne peuvent donner. Ils ont la propriété d'arrêter les processus syphilitiques, mais à une condition, c'est que ceux-ci soient à leur période d'invasion, ou même en pleine activité formative. Mais du moment que le mal est accompli, que la régression est faite par nécrobiose ou dégénérescence scléreuse, que les organes sont détruits, comment pourraient-ils réparer ce qui est irréparable. Ils guérissent ce qui est atteint, mais ne créent pas ce qui est détruit.

SIXIÈME PARTIE

PARALLÈLE ENTRE LES ACCIDENTS DES TROIS PHASES DE LA SYPHILIS

Caractère absolument original de l'accident primitif. Son unité sous les masques nombreux de son polymorphisme. Il résume et exprime dans ses variétés toutes les lésions de la syphilis.

Généralisation, multiplicité des phénomènes propres à la phase secondaire. Ils ont un terme et ne se reproduisent pas indéfiniment pendant toute la durée de l'évolution syphilitique.

Circonscription des phénomènes tertiaires. Ils n'ont pas de terme et peuvent se reproduire indéfiniment.

L'étude comparative des différentes phases de la syphilis est féconde en enseignements de toute sorte. Ne nous fournit-elle pas en effet les notions les plus claires et les plus justes sur les changements si remarquables que subit cette grande maladie dans le cours de son évolution indéfinie ? N'est-ce pas à elle que nous devons les vues théoriques les moins hypothétiques sur sa nature intime ? N'y trouvons-nous pas enfin une source précieuse d'indications thérapeutiques ?

Aussi, pour résumer et compléter les longues considérations que je viens d'exposer sur la pathologie générale du tertiarisme, je terminerai par un parallèle entre les trois ordres d'accidents de la syphilis.

Ils ont cela de commun qu'ils sont tous les trois, mais à des degrés divers, l'émanation d'une maladie générale. L'intoxication commence quelques minutes après la contamination et va grandissant de jour en jour, jusqu'à ce qu'elle aboutisse à ces deux résultats, qui arrivent fatalement et qui sont : d'une part, l'accident primitif, et, de l'autre, les accidents secondaires, tous les deux si étroitement unis, qu'ils ne peuvent pas exister l'un sans l'autre, du moins dans la syphilis acquise, la seule qui nous occupe en ce moment. Plus tard, l'intoxication se combine plus intimement avec la vie et devient constitutionnelle.

Il n'y a qu'un moment, et il est court, où la maladie est *locale ;* c'est celui où le virus se met en contact avec la solution de continuité qui lui donne accès dans l'organisme. Je ne puis pas admettre que ce virus reste sur place jusqu'à l'apparition du chancre, pendant trente, quarante, soixante jours, et qu'il n'en pénètre pas une parcelle dans la circulation générale. Quelle est la maladie virulente où les choses se passent ainsi ? Est-ce que le virus-vaccin, par exemple, ne franchit pas immédiatement les limites de la petite plaie d'inoculation pour se répandre dans l'organisme ? On m'objectera que le virus du chancre simple ne produit que des effets locaux. C'est vrai, mais ils sont immédiats. Et puis, s'il n'y en a pas de généraux, cela ne prouve point que l'absorption n'ait pas eu lieu, mais seulement qu'elle est incapable de produire un empoisonnement de toute l'économie.

Il faut convenir du reste que l'accident primitif de la syphilis est un des phénomènes morbides les plus étranges, les plus mystérieux de la pathologie. Songez à toutes les interprétations qui en ont été données. Mais sans nous perdre en des vues théoriques, examinons-le dans la multiplicité infinie de ses formes, de son apparence extérieure. N'est-ce pas une lésion absolument originale, unique, sans analogue comme variétés morphologiques ? Et cependant, n'est-elle pas toujours identique à elle-même sous les masques si nombreux de son polymorphisme ? N'aboutit-elle pas aux mêmes conséquences ?

Ce néoplasme résume en lui toutes les lésions ultérieures dont il est le principe ; depuis la tache de roséole que représentent les petits chancres épithéliaux, foliacés, nains, jusqu'aux gommes et aux vastes plaques de tubercules tertiaires que simulent, dans la période primitive, des chancres hémisphériques, globuleux quelquefois énormes, et des chancres géants diffus et phagédéniques [1]. Et non seulement il y a similitude dans l'aspect, mais aussi dans le processus : durée éphémère, érosions superficielles, nécrobiose en masse, ulcération phagédénique, etc. Vous retrouvez dans le chancre tous les modes d'évolution que présente la matière syphilitique à n'importe quelle phase de la maladie.

Rien de curieux comme ce parallèle entre le néoplasme primitif et la série entière des autres néoplasmes consécutifs. Rappelez-vous ce malade que nous avons vu dernièrement à la consultation. Il avait sur la pointe du nez, sur le menton, sur les lèvres, de grosses croûtes noirâtres, larges, épaisses, stratifiées, reposant sur des tissus rouges et tuméfiés. Je vous disais : voilà un bel exemple de syphilide tertiaire de la face. Eh bien, cette syphilide tertiaire n'était autre chose que des chancres, car une roséole typique était répandue sur toute la peau ; et, sur la verge, il y avait deux ou trois chancres indurés sous-préputiaux avec balano-posthite également typiques, qui étaient survenus en même temps que les rupias et les ecthymas chancreux de la face [2].

---

1. J'ai vu ces contrastes sur tous les points du corps où siègent habituellement les chancres syphilitiques. Ainsi, sur la lèvre inférieure, j'ai constaté comme expressions extrêmes de la néoplasie primitive : une fois, un chancre pas plus large qu'une lentille et moins épais qu'elle, et, une autre fois, un chancre globuleux ayant les dimensions d'une grosse mandarine et dont le poids avait entraîné la lèvre inférieure en prolapsus sur le menton.

2. *Chancres infectants ulcéro-crustacés des lèvres et du nez, simulant une syphilide tertiaire de la face.*
Voici ce fait : M. D. J., âgé de 50 ans, n'avait eu d'autre maladie vénérienne qu'une blennorrhagie compliquée d'orchite gauche, en 1875, lorsque, vers le milieu de juillet 1885, après une continence de quinze jours, il eut commerce avec une femme, mais sans application de la bouche aux parties génitales. Cette femme avait, paraît-il, des érosions sur les lèvres. Deux semaines après, au commencement d'août, balano-posthite ; et, huit jours après le début de la balano-posthite, apparition de petits boutons sur la région labio-nasale : deux sur la lèvre inférieure, au voisinage du menton, un sur la lèvre supérieure, un à la pointe du nez. Bientôt après, ulcération progressive de ces boutons qui se recouvrirent de croûtes épaisses ; ganglion pré-auriculaire gauche, petits ganglions sous-maxillaires.
Lors de son entrée (55ᵉ jour de la balano-posthite, 48ᵉ des lésions de la face) : pointe du nez très tuméfiée et d'un rouge inflammatoire vif, sur sa partie latérale, en avant de la narine ; croûte brunâtre, épaisse, stratifiée, enchâssée dans le derme, d'une forme ovalaire et ayant environ deux centimètres de longueur sur un centimètre de largeur. — Sur la lèvre supérieure, en dehors de l'aile du nez, et à gauche, croûte également stratifiée et brunâtre, un peu déprimée à son centre, recouvrant une ulcération large comme une pièce de 50 centimes. Aucune induration à la base de ces deux lésions. — Les deux autres qui siégeaient sur la lèvre inférieure étaient recouvertes de croûtes semblables, mais

Ainsi l'accident primitif reproduit et résume pour ainsi dire toutes les autres lésions syphilitiques de la peau et des muqueuses. Au point de vue morphologique et anatomo-pathologique, il n'en diffère que par des nuances délicates et parfois insaisissables [1]. Mais le milieu orga-

elles étaient moins ulcéreuses et faisaient une légère saillie, notablement indurée à sa base. Il était impossible de supposer, au seul aspect de ces lésions, qu'elles fussent des chancres; elles suggéraient au contraire l'idée d'un accident tertiaire de nature ecthymateuse. Comme il arrive souvent dans les chancres syphilitiques ulcéreux, l'adénopathie était fort peu prononcée et tout à fait insuffisante à elle seule pour le diagnostic. Mais le malade avait une balano-posthite accompagnée, elle, d'une adénopathie inguinale des plus caractéristiques et il était en pleine roséole. Donc, aucun doute sur la nature chancreuse des lésions de la face. Ces lésions ont laissé des cicatrices; cependant les premiers accidents consécutifs ont été légers et résolutifs.

1. SPÉCIFICITÉ HISTOLOGIQUE DU CHANCRE INFECTANT. On peut varier sur la façon de concevoir la nature de la syphilis et d'interpréter la genèse de ses manifestations; mais il est un point sur lequel tout le monde est d'accord; c'est que l'accident primitif ne peut pas se reproduire indéfiniment sur le même individu. En cela il diffère profondément des gommes. Aussi, d'après quelques pathologistes, entre autres d'après M. Baümler, les gommes ne dépendraient-elles pas de l'action du virus spécifique sur un tissu normal, mais bien de la réaction spécifique des tissus altérés par l'empoisonnement préalable du sang, réaction qui serait provoquée par une irritation quelconque. Comment, en quoi et pour combien de temps tous les tissus de l'économie sont-ils modifiés par le chancre syphilitique, c'est ce que nous ignorons; mais il faut bien admettre ce résultat, puisque l'immunité permanente ou temporaire est conférée par une seule intoxication syphilitique. Les exemples de réinfection sont excessivement rares, et le syphilome primitif ne peut survenir que chez des individus indemnes de syphilis.

En quoi donc la tumeur syphilitique primaire diffère-t-elle de toutes celles qui la suivent? En elle-même, c'est une tumeur ordinaire de cellules de granulations, c'est-à-dire de corpuscules blancs du sang, inflammatoires, venues par migration. Elles se transforment en cellules fusiformes qui, le plus souvent, disparaissent avant de s'organiser en tissu conjonctif fibreux, ce qui est la période finale et dernière dans l'inflammation normale. Cette disparition paraît avoir lieu sous l'influence du virus sur les cellules elles-mêmes; c'est un phénomène analogue à celui qu'on observe dans les infiltrats lépreux. Les vaisseaux s'hyperplasient par prolifération de leurs éléments cellulaires ou par diapédèse et contribuent à former la tumeur.

Mais, outre les cellules migratrices, il existe ici un processus hyperplasique de cellules fixes du tissu conjonctif. Cette hyperplasie est exceptionnellement abondante dans le tissu qui est au-dessous de l'induration. « *Ces cellules hyperplasiques sont absolument spécifiques* du chancre induré, dit M. Neisser. On n'a pas une seule fois, dans de très nombreuses recherches, constaté leur absence. Elles sont surtout très visibles si on colore avec le brun de Bismark, et elles ne se colorent pas dans les solutions de dahlia fortement acides, ce qui dénote qu'il ne s'agit pas des *Mastzellen* d'Ehrlich (produits de désintégration des noyaux qui, par leur forme, peuvent en imposer pour des schizomycètes sphérulaires, et qui ont en outre la singulière propriété de se colorer comme ces derniers par les couleurs d'aniline employées suivant le mode connu, institué par MM. Weigert, Ehrlich et Koch). Il se peut que ce soient des cellules complètement remplies par les micro-organismes de la syphilis. »

L'hypertrophie fibrillaire du tissu conjonctif, avec dépôt de substance collagène et d'un produit solide peu variable de substance conjonctive jeune, a été considérée par

nique dans lequel il se produit n'est pas le même. C'est encore un milieu relativement sain ; il n'est que faiblement intoxiqué ou ne l'est pas

MM. Auspitz et Unna comme caractéristique de la sclérose initiale qu'elle occasionne-
rait. « La description donnée par ces auteurs, dit M. Neisser, est juste pour quelques
indurations particulièrement développées, dans lesquelles il se forme non seulement des
cellules fusiformes, mais encore un tissu conjonctif fibreux. Mais cette hypertrophie du
tissu conjonctif n'existe que dans quelques cas, tandis que, la tumeur cellulaire, on la
trouve toujours. Il existe microscopiquement une différence entre le chancre induré et le
chancre mou. Dans celui-ci il y a une infiltration moins compacte de cellules rondes et
petites. Autrement dit, *dans le chancre induré on a des cellules inflammatoires en voie de
développement progressif ; dans le chancre mou, ces cellules sont nécrosées par le virus
purulent.* » D'après le même auteur, l'apparition des cellules hyperplasiées du tissu conjonctif serait un moyen infaillible de diagnostic dans les cas douteux. Lorsque ces cellules existaient, la syphilis générale apparaissait, même dans les cas où l'excision avait
été pratiquée à un moment où il n'y avait pas d'induration. Si les grosses cellules du
tissu conjonctif manquaient, quelque considérable que fût l'infiltration, c'était un processus purement local.

« On comprend ainsi pourquoi, après l'excision du chancre, il se développe si fréquemment une induration secondaire de la cicatrice guérie par première intention. Macros-
copiquement, en effet, et à la palpation, tout ce qui était malade paraissait enlevé. Mais,
microscopiquement, l'hyperplasie cellulaire du tissu existait encore dans les couches les
plus profondes de la partie qu'on avait enlevée, au voisinage immédiat de la surface de
section. D'où l'on doit conclure que les couches limitrophes du tissu conjonctif, couches
non enlevées avec la sclérose, contenaient des cellules hyperplasiques, autrement dit
étaient déjà devenues malades. On devra donc toujours, en s'aidant du contrôle microscopique des portions restantes du tissu conjonctif, exciser plus profondément dans le tissu
paraissant sain, ou bien faire une cautérisation énergique de la surface excisée. » *Diday
et Doyon.* »

A ces caractères histologiques, dit M. Neisser, vient s'ajouter un autre facteur, et
celui-là augmente d'importance avec l'ancienneté de la maladie: *c'est l'altération chi-
mique des tissus, une plus grande fragilité des masses cellulaires produites, indiquée
anatomiquement par le faible degré de développement qu'offrent les cellules migratrices.*

Les cellules peuvent bien encore grossir, on peut trouver des formes épithélioïdes,
mais la *cellule fibreuse* ne se produit plus. La genèse de cette altération par l'infection
syphilitique peut tenir : 1° à ce que les divers éléments fournis par l'organisme, et qui
composent le syphilome, ont, dès leur origine, moins de vitalité et se nécrosent plus
rapidement sous l'influence du virus que les cellules fournies par un corps sain ; 2° à ce
que cette altération peut avoir influencé le mode de croissance des vaisseaux. Leur nouvelle formation n'est pas assez active et, par conséquent, ils ne participent pas suffisamment, comme dans un organisme normal, à la nutrition de la tumeur de granulation.
Peut-être aussi les jeunes ramuscules vasculaires sont-ils détruits par le virus bientôt
après leur formation. Mais, à côté de ce nouvel élément pathogénique réel, l'altération
des tissus, il faut aussi tenir compte, comme facteur déterminant, de *l'intensité du virus,*
dans la formation des divers processus syphilitiques, tenir compte, dis-je, surtout de la
quantité variable du virus circulant dans l'organisme et agissant localement. »

Je ne suivrai point l'auteur dans ses réflexions sur des points aussi délicats et difficiles
à préciser que l'*intensité et la quantité du virus syphilitique.* Qu'il me suffise d'en citer
quelques extraits: « Dans la syphilis, la quantité de virus en circulation est plus consi-

de la même façon qu'il le sera plus tard ; il y en a qui croient qu'il ne l'est pas du tout. Quoi qu'il en soit, il s'intoxique durant le processus

dérable dans les premières périodes que dans les périodes tardives ; mais, pour chaque point considéré isolément, le nombre des bactéries qui y agissent est habituellement plus faible. »

Qu'en sait M. Neisser ? Et comment le saurait-il, lui, qui avoue qu'on n'a pas encore découvert le microbe de la syphilis ? Il parle cependant du nombre de ces microbes comme s'ils existaient et s'il les avait comptés. Au lieu de procéder par affirmations aussi tranchées, n'eût-il pas été plus correct de prévenir qu'il ne s'agissait là que d'une hypothèse et que les faits portaient à croire que les choses se passaient comme il le supposait. Je trouve même que l'hypothèse n'est pas logique dans son développement, car, d'après M. Neisser, il y a une grande analogie entre les exanthèmes précoces et l'accident primitif ; et cependant il croit que les bactéries sont peu nombreuses dans ces exanthèmes. Eh bien, s'il y a une lésion où elles pullulent, n'est-ce pas dans le néoplasme initial ?

« L'analogie de ces modalités avec l'affection primaire, dit-il, est visible : dans les deux cas, développement ultérieur proportionnellement élevé des divers éléments cellulaires, formation suffisante de vaisseaux, enfin guérison par résorption du néoplasme, sans perte de substance. Tout autrement en est-il de l'évolution de la forme gommeuse : sur très peu de points, accumulation lente, furtive, de corpuscules d'exsudat à développement vasculaire peu abondant. Pendant des mois, ces masses restent sans changement, jusqu'à disparition finale des cellules dont le développement ultérieur avait été de prime abord très peu actif. Il en résulte une perte de substance qui ne guérit que par une cicatrice, une induration. »

Je ne vois rien là qui prouve que le nombre des bactéries est plus considérable dans les gommes que dans les manifestations précoces de la syphilis. — Ce sont sans doute les recherches de M. Birch-Hirschfeld qui suggérèrent à M. Neisser cette manière de voir. D'après M. Birch-Hirschfeld, les bactéries se trouveraient dans les foyers gommeux de date récente, surtout en grande quantité à la limite du tissu de granulations, vers les parties en désagrégation granuleuses des infiltrats situés plus au centre de la gomme. Il y a dans la description de ces bactéries un luxe de détails sur leur siège extra ou intracellulaire, sur leur groupement, leurs colonies, etc., etc., qui serait d'un grand intérêt s'il s'agissait réellement du vrai microbe de la syphilis ; mais ce microbe est encore à découvrir.

« Que ces résultats se confirment ou non, dit M. Neisser, en parlant des recherches de MM. Birch-Hirschfeld, Peschel, Robert Morisson, je dois dire que, malgré des travaux continués pendant plusieurs années, *malgré les méthodes de coloration les plus variées, je n'ai jamais pu constater d'une manière absolument satisfaisante, la présence de bactéries dans les néoplasmes syphilitiques.* Je n'ai pas réussi, pas plus que Leistikow, à découvrir des organismes caractéristiques, ni dans les tissus (après des examens portant sur environ cinquante affections primaires fraîchement excisées), ni dans le suc de tissu provenant d'indurations, d'efflorescences papuleuses, etc. ; *on remarquait notamment qu'ils n'étaient pas en proportion avec le volume du néoplasme.* » — Comment l'auraient-ils été, puisqu'on ne les a pas trouvés.

« Malgré toute l'incertitude qui règne encore sur cette question, ajoute M. Neisser, NOUS TENONS POUR COMPLÈTEMENT JUSTIFIÉE L'HYPOTHÈSE QUI CONSIDÈRE LA SYPHILIS COMME UNE MALADIE BACTÉRIENNE, et nous allons chercher à expliquer à ce point de vue les conditions de l'évolution de la maladie, de l'infection, de l'hérédité, etc., etc. »

C'est en effet à cet essai de théorie bactérienne qu'est consacré le mémoire de M. Neisser, traduit et annoté par MM. P. Diday et A. Doyon dans les *Annales de dermatologie et de syphiligraphie*, novembre et décembre, année 1881. L'original avait paru

du chancre, sous le mode irrévocablement syphilitique. Il en résulte que le néoplasme est un phénomène isolé dans la période primitive, et qu'il n'est accompagné d'aucune autre production morbide traduisant un effort réactionnel de l'organisme contre la virulence qui l'envahit progressivement. Il peut être multiple et il l'est souvent, même sur des points très éloignés les uns des autres; mais il n'en reste pas moins local, et il ne se développe qu'aux endroits contaminés, et jamais il ne présente les caractères d'une éruption généralisée, produite par une cause interne partout présente et partout active au même moment.

Un autre caractère de la phase primitive, c'est le développement de l'adénopathie, satellite du chancre. Aucune lésion syphilitique n'agit sur les ganglions lymphatiques au même degré que le chancre. Entre eux et lui il existe une solidarité qui en fait un syndrome éminemment spécifique. Assurément le système lymphatique est très entraîné dans le mouvement morbide général pendant la période secondaire; mais il semble que son hyperplasie perde en intensité ce qu'elle gagne en étendue.

Pendant la période tertiaire, les déterminations sur ce système sont très rares. Les lésions cutanées les plus profondes et les plus destruc-

dans l'*Encyclopédie de pathologie et de thérapeutique spéciales* de Ziemssen, première partie, maladies de la peau.

Quelques pathologistes affirment que le virus pénètre dans l'organisme exclusivement par la voie des lymphatiques et que les vaisseaux sanguins sont tout à fait étrangers au processus pendant la période primitive de la maladie. Cette assertion mise en avant par Nisbet en 1778, soutenue par M. Spérino en 1863 et, depuis, par beaucoup d'autres, est loin d'être rigoureusement prouvée. C'est en se l'appropriant que M. Otis a donné en 1871 une théorie de l'accident initial. Pour lui la période de l'incubation chancreuse est consacrée au passage des germes morbides à travers les tissus. Ce passage dure plus ou moins, suivant la profondeur des lymphatiques et la résistance des tissus. Il croit que le virus syphilitique coagule les liquides en circulation dans ce réseau lymphatique superficiel et qu'il l'obstrue ainsi; qu'il attire autour de lui et fixe les corpuscules blancs lesquels par leurs mouvements amiboïdes enchassent les germes morbides. Ces germes se multiplient dans ces corpuscules blancs qui eux-mêmes prolifèrent. Ainsi le nodule initial n'est qu'une simple agrégation de corpuscules blancs malades. Ces corpuscules blancs passent dans les ganglions où ils prolifèrent de nouveau. Enfin des lymphatiques ils se rendent dans la circulation sanguine. — Tout cela n'est pas très nouveau; mais en revanche c'est de la fantaisie pure.

Il est probable que l'infection s'effectue tout à la fois par les lymphatiques et par le sang. Les lymphatiques paraissent être au début le chemin le plus habituel du virus syphilitique, comme ils sont celui du virus de la lèpre et de certaines tuberculoses miliaires aiguës. Mais qui nous démontre que ce virus ne pénètre pas aussi dans les vaisseaux sanguins et que l'intoxication ne se fait pas alors par le sang, comme cela a lieu, d'après M. Weigert, pour la plupart des cas de tuberculose miliaire aiguë? — Les syphilis malignes, où les ganglions sont si peu touchés, ne seraient-elles pas le résultat de ce processus direct et primitif par la voie sanguine?

tives ne retentissent pas sur les ganglions de la région où elles siègent. Quand ceux-ci sont attaqués, ce qui arrive quelquefois, ils le sont directement, et jamais par l'intermédiaire d'une syphilose tégumentaire. Cette absence complète de solidarité est un fait très remarquable. Quelle est sa signification théorique ? Pendant l'évolution du chancre le virus suit les voies lymphatiques et s'y multiplie. Plus tard il est partout et n'a point besoin d'elles pour accomplir son œuvre. Toujours est-il que dans la syphilose tertiaire des organes génitaux, si semblable bien des fois au néoplasme primitif, l'adénopathie n'existe pas, et c'est là une circonstance capitale pour le diagnostic, la seule qui permette de distinguer le chancre primitif du pseudo-chancre tertiaire. Et ce qui est vrai pour la syphilose génitale l'est aussi pour les lésions tertiaires cutanées ou muqueuses qui, sur d'autres points de l'organisme, peuvent simuler plus ou moins la lésion de la phase primitive.

La période secondaire, quand on la compare aux deux autres, présente comme caractères distinctifs une généralisation, une multiplicité, une explosion de phénomènes morbides, qui suggèrent tout de suite l'idée d'un envahissement total de l'organisme par une cause morbigène et d'une synergie réactionnelle contre elle de toutes les forces vives de l'économie.

Les troubles constitutionnels prodromiques, les poussées éruptives n'offrent-ils pas une ressemblance frappante avec les troubles constitutionnels prodromiques et les exanthèmes des fièvres éruptives ?

Il se produit dans les premiers mois de l'intoxication secondaire une surabondance, une simultanéité, un groupement de manifestations, qu'on ne rencontre jamais plus tard à un pareil degré, même sans sortir de cette phase de la maladie.

Les affections spécifiques qui succèdent au chancre ont un début fixe ; elles affectent en général une grande régularité dans leur processus.

Elles récidivent souvent et se succèdent à des intervalles plus ou moins éloignés ; mais leurs poussées ont un terme qu'on peut mesurer d'une manière approximative, car elles ne se reproduisent pas indéfiniment pendant toute la durée de l'évolution syphilitique.

— Les affections tertiaires n'ont aucune analogie, même éloignée, avec les fièvres éruptives, sauf dans les syphilides malignes.

Elles ne s'étalent pas simultanément sur une grande étendue, ni à plus forte raison sur la totalité des téguments.

Elles sont et restent confinées sur une région limitée du corps.

Elles n'ont rien de fixe dans leur début et peuvent se reproduire indéfiniment sous tous leurs modes, etc.

Ajoutez à ces caractères ceux dont il a été souvent question dans ce discours : la discrétion comme nombre, l'isolement comme topographie, l'insidiosité comme début, la lenteur comme durée, l'échéance illimitée comme terminaison, la profondeur et la tendance nécrobiosclérotique comme processus anatomique, etc.

Je n'y joindrai point l'asymétrie quoiqu'on l'ait donnée comme un caractère pathognomonique du tertiarisme. Sans doute elle existe souvent ; mais il n'est pas rare cependant de trouver des gommes et des affections osseuses symétriques. — Du reste c'est une particularité qui se rattache à la circonscription des phénomènes dans la période tertiaire.

Les caractères distinctifs sont bien tranchés entre la période secondaire et la période tertiaire, lorsque leurs déterminations respectives s'effectuent sur les téguments, le tissu cellulaire sous-cutané, les muscles, le périoste et les os.

Mais il n'en est plus tout à fait ainsi lorsqu'on met en parallèle leurs déterminations viscérales. Ainsi les affections syphilitiques du névraxe et de ses enveloppes présentent absolument la même physionomie et la même gravité, quelle que soit leur date dans l'évolution générale de la maladie constitutionnelle. De plus elles sont tout aussi fréquentes dans la période secondaire que dans la période tertiaire. Je serais tenté d'en dire autant pour les affections des yeux.

Les affections de l'appareil respiratoire, de l'appareil digestif et peut-être aussi des reins appartiennent au contraire plutôt à la période tertiaire qu'à la secondaire. Ce sont là des questions qui seront discutées plus tard.

Qu'il me suffise ici de faire remarquer que cette similitude entre beaucoup de déterminations internes de la syphilis, quelle que soit l'époque où elles s'effectuent sur certains viscères, rend difficile une classification rigoureuse des accidents secondaires et des accidents tertiaires.

Mais est-elle bien nécessaire ? Non ; et il serait superflu de dogmatiser sur ce sujet comme on le faisait autrefois. Les théories subtiles sont vaines en pareille matière. Dans la pratique, toutefois, il est essentiel de préciser autant que possible la date de l'accident primitif, parce que c'est d'elle que découlent toutes les notions chronologiques sur les accidents ultérieurs, et ces notions, outre qu'elles sont utiles à beaucoup d'égards, fournissent quelques indications thérapeutiques sur l'emploi respectif du mercure et de l'iodure de potassium, dont il faut tenir compte, quoiqu'elles soient beaucoup moins absolues qu'on ne l'a prétendu [1].

Je décrirai les affections de la syphilis tertiaire dans l'ordre suivant :
1° Affections des organes génito-urinaires ;
2° Affections du système locomoteur ;
3° Affections de l'appareil respiratoire ;
4° Affections de l'appareil digestif ;
5° Affections du système circulatoire ;
6° Affections du système nerveux ;
7° Affections des organes des sens.

SEPTIÈME PARTIE

NATURE DE LA SYPHILIS

I. Arguments qui rendent extrèmement probable l'origine parasitaire de la syphilis.
II. Exposé des recherches histologiques consacrées à la découverte du microbe de la syphilis.
III. Tentatives faites pour inoculer la syphilis aux animaux.

I

Avant d'arriver à sa période tertiaire et de devenir essentiellement constitutionnelle et diathésique, la syphilis offre le type parfait des maladies les plus infectieuses et les plus virulentes.

Dans les considérations qui précèdent, j'ai longuement parlé de la virulence, du moment où elle commence, de celui où elle semble disparaître, des produits morbides et des liquides normaux où elle s'élabore pendant les premières années de la maladie, d'une façon si surabondamment prouvée par la clinique et par l'expérimentation.

Jusqu'à présent je n'ai encore rien dit de ce qui constitue le *principe*

1. Pour de plus amples développements sur le parallèle des accidents secondaires et tertiaires, je renvoie le lecteur aux leçons que j'ai consacrées à la pathologie générale de la syphilis. *Leçons sur les maladies vénériennes*, p. 55-66.

virulent. Je voulais d'abord envisager la syphilis dans son ensemble, à un point de vue purement pathologique et sans me préoccuper des hypothèses qui ont été faites sur sa nature intime.

Autrefois, ces hypothèses étaient si singulières, si extravagantes même, qu'il y avait tout intérêt à les passer sous silence. Mais aujourd'hui il en est une qui s'impose à nous, et dont il serait impardonnable de ne pas se préoccuper dans une dissertation sur la pathologie générale de la syphilis. Ai-je besoin de dire que cette hypothèse, qui deviendra sans doute bientôt une réalité, est celle qui fait dépendre tous les accidents syphilitiques de l'introduction d'un parasite dans l'organisme?

Depuis quelques années, la science des virus a merveilleusement progressé. Elle fit un pas décisif le jour où M. Pasteur montra le rôle capital que jouent, dans l'étiologie des maladies infectieuses et virulentes, les micro-organismes pathogènes, les microbes. Grâce aux magnifiques expériences de cet illustre savant, les vieilles conceptions du parasitisme sont sorties de leurs nuages scolastiques, pour se montrer à nous rajeunies et triomphantes. Les voilà maintenant qui vivent, non pas d'une vie chimérique et obscure, mais d'une vie puissante, active, au grand jour de l'expérimentation et en pleine réalité clinique. Elles ont révolutionné victorieusement les vieux systèmes surannés sur lesquels on se perdait jadis en discussions subtiles et interminables. Elles se sont emparées pour toujours du vaste département de la pathologie virulente.

Aujourd'hui, qui dit maladie virulente, dit maladie due à l'intervention d'un organisme pathogène, d'un microbe. Or, comment ne pas supposer que la syphilis procède du même mode pathogénique que les maladies analogues dont la microbiogénèse ne fait plus aucun doute pour personne ?

Les analogies les plus étroites unissent entre elles, au point de vue étiologique et anatomo-pathologique, les quatre grandes maladies suivantes : la syphilis, la morve, la tuberculose et la lèpre. Toutes les quatre sont infectieuses et virulentes. Toutes les quatre sont caractérisées anatomiquement par des productions nodulaires (granulations infectieuses de Cohnheim). Toutes les quatre offrent, avec quelques variantes, le même type histologique. Aussi, y a-t-il plus de vingt ans déjà, que M. Virchow, dans ses *Leçons sur les Tumeurs*, a rapproché ces quatre maladies pour en former une classe naturelle.

Lorsque les expériences célèbres de M. Villemin eurent démontré péremptoirement la contagiosité et la virulence de la tuberculose, la spécificité de cette maladie fut établie du même coup. Elles prouvèrent qu'il ne suffisait pas pour la produire des causes banales qu'on avait invoquées jusqu'alors ; qu'elle n'était engendrée que par la tuberculose elle-même. C'était un nouveau point de parenté qui la rattachait plus étroitement encore à la morve, à la lèpre et surtout à la syphilis.

La théorie des germes fut accueillie avec une grande faveur, et elle exerça rapidement un ascendant considérable sur les idées médicales, surtout à partir du moment où l'expérimentation lui donna pour base des faits indéniables et de plus en plus nombreux. On l'accepta presqu'à l'unanimité et sans objection pour les maladies infectieuses aiguës, telles que la variole, la rougeole, la fièvre typhoïde, la pneumonie, etc., etc. Ne s'adaptait-elle pas en effet, comme à souhait, aux conceptions classiques qui nous ont été transmises de siècle en siècle depuis l'origine de la médecine? C'était une matière morbigène qui différait peu de celle qu'on avait imaginée jusqu'ici. On l'avait mieux analysée, voilà tout. Elle avait perdu son caractère nébuleux ; on savait ce qui la constituait essentiellement ; sa nature microbienne ne choquait en rien nos préjugés.

Et qu'y avait-il de plus simple, de plus facile à expliquer que son conflit avec l'organisme?

Les microbes pénétraient accidentellement dans l'économie et tout aussitôt la lutte s'engageait entre eux et l'ensemble des forces réactionnelles qui défendent la vie contre les causes innombrables qui l'attaquent sans cesse. De cette lutte résultait la fièvre.

Or, la fièvre, dans son évolution turbulente et aiguë, n'offre-t-elle pas avec les fermentations une similitude qui de tout temps a tellement frappé les médecins et les chimistes, qu'elle a été la source d'une infinité de systèmes chimiatriques.

Dans cette lutte qui constituait toute la maladie, les microbes triomphaient et tuaient, ou bien ils étaient expulsés de l'organisme, et le malade guérissait peu à peu, et *définitivement*, après une convalescence, qui était comme l'apaisement immédiat du violent conflit qui avait eu lieu.

En quoi, je vous le demande, la théorie de la microbiogenèse sur ce terrain aurait-elle contrarié la tradition médicale?

Aussi lorsque les immortelles recherches de M. Pasteur eurent démontré que les prétendues fermentations des pyrexies doivent toujours être rapportées à l'action morbigène d'organismes inférieurs, l'application qu'on en fit aux maladies infectieuses ne se fit pas longtemps attendre. La théorie parasitaire fut créée et se propagea par une sorte d'entraînement invincible. Tout le monde admit avec enthousiasme la nature animée du contage des pyrexies, même avant que la démonstration rigoureuse, par les méthodes actuelles si pénétrantes et si fécondes, eût été faite pour quelques-unes d'entre elles, pour le charbon, le choléra des poules, certaines septicémies, etc., etc.

Mais il fut loin d'en être ainsi pour les maladies infectieuses chroniques, telles que la syphilis, la tuberculose et la lèpre. Ces maladies, en effet, sont tout l'opposé des infections aiguës. Elles évoluent avec une extrême lenteur et peuvent durer dix, vingt ans et plus; elles s'emparent souvent de l'organisme pour toute l'existence. Bien plus, elles lui survivent, puisqu'elles se transmettent par hérédité. Ne présentent-elles pas presque tous les caractères que dans le langage de l'école on attribue aux diathèses, c'est-à-dire à ces dispositions morbides mystérieuses, toujours en imminence d'action, essentiellement chroniques, d'une durée indéfinie et si intimement combinées avec la vie saine qu'elles semblent en être une déviation spontanée?

Et comment aurait-on admis sans répugnance que ces interminables manifestations morbides, au lieu d'être, ainsi qu'on le pensait, la conséquence d'un vice constitutionnel créé de toutes pièces par la vie elle-même, ou bien héréditaire, mais toujours immanent, étaient l'œuvre d'un organisme inférieur? Lui, que dans les infections aiguës, l'économie combattait si violemment par la révolte synergique de toutes ses forces saines, avec tout le fracas complet, rapide, tumultueux d'un combat décisif, le voilà qui s'emparait audacieusement de l'organisme, en faisait sa proie, une chose à lui qu'on ne pouvait plus lui arracher, dont il imprégnait tous les actes, qu'il souillait dans sa transmission héréditaire, à travers plusieurs générations!...

Assurément il y avait bien là, et il y a encore de quoi être surpris, et cependant telle est la vérité. La nature parasitaire de la lèpre a été démontrée par M. A. Hansen et par M. Neisser, celle de la tuberculose par M. Koch, et celle de la morve simultanément par MM. Schutz et Lœffler et par M. Bouchard et ses élèves. Nous savons aujourd'hui d'une façon certaine que ces trois maladies sont produites et caractérisées chacune par un bacille spécial.

Eh bien, parmi cette classe de maladies dont les trois précédentes sont à peu près universellement aujourd'hui regardées comme parasitaires, la syphilis n'est-elle pas celle qui présente le type le plus accompli de l'infectiosité et de la virulence? Aussi l'hypothèse du microbe syphilitique s'impose-t-elle aujourd'hui plus que jamais. Beaucoup de bons esprits et d'éminents praticiens vont même un peu trop vite, car ils en parlent déjà comme d'un être qui n'est plus à l'état virtuel, mais réel, qu'on connaît d'avance, et dont les actions et

les mœurs, détaillées d'une manière précise ne doivent plus être un
mystère pour personne. Les hypothésistes (pardon pour ce mot qui
abrège le discours), ne s'arrêtent pas en chemin quand ils font tant
que de lâcher la bride à leur imagination[1].

HYPOTHÈSES ET THÉORIES SUR LA NATURE DE LA SYPHILIS. La plupart ne méritent
même pas d'être mentionnées. Ne nous occupons que des plus récentes.

I. — J'ai parlé plusieurs fois de l'analogie qui existe entre le processus de la syphilis
à ses débuts et celui des fièvres éruptives, sans assimiler toutefois ces deux ordres de
maladies, entre lesquelles il existe de profondes différences qu'il est inutile ici de faire
ressortir. Quelques pathologistes cependant ont tenté de placer la syphilis dans le groupe
des fièvres spécifiques. M. Hutchinson, de Londres, est de ce nombre. Il a même poussé
les conséquences de sa doctrine jusqu'à soutenir que les lésions tertiaires de la syphilis
ressemblent exactement aux résidus pathologiques qui survivent quelquefois aux exanthèmes. Aussi, pour lui, la syphilis finit-elle avec la période secondaire. Toutes les lésions
d'ordre tertiaire qui se produisent plus tard, n'ont, en elles-mêmes, rien de spécifique, et
ne procèdent point du principe virulent; ce sont des lésions d'ordre commun, suscitées,
à des intervalles de temps plus ou moins éloignés, par les accidents secondaires, etc.
Supprimer le tertiarisme dans la conception de la syphilis me paraît une monstrueuse
hérésie pathologique. Tout ce que j'ai exposé dans ce discours préliminaire proteste
contre une pareille manière de voir. L'unité spécifique existe depuis le chancre jusqu'aux
conséquences les plus extrêmes et les plus tardives de la syphilis. Je ne vois, dans les
résidus que laissent parfois après elles les fièvres éruptives, aucune série de processus
identiques à eux-mêmes, et de lésions systématiquement semblables comme constitution
anatomique, qu'on puisse comparer à la période tertiaire de la syphilis.

Pour M. le docteur Desprès, la syphilis est une diathèse purulente. Mais l'épithète de
purulente appliquée à la syphilis n'est-elle pas déjà une de ces erreurs qui sautent aux
yeux de quiconque a un peu étudié cette maladie? La néoplasie primitive elle-même ne
sécrète pas de pus, lorsqu'elle n'a pas été irritée. Et où existe le pus dans tout ce groupe
considérable des syphilides sèches qui constituent les lésions les plus communes de la
syphilis secondaire? Comment peut-on assimiler les gommes à des abcès métastiques, quand
on les voit survenir vingt ou trente ans et plus, après un petit chancre qui n'a pas sup-
puré, qui n'a duré que quelques jours et a souvent passé inaperçu? En réalité, la suppuration est exceptionelle dans la syphilis et ne doit pas être considérée comme faisant
partie intégrante et essentielle du processus.

On a proclamé pendant longtemps que le système lymphatique était l'agent actif de
l'infection syphilitique et même qu'il était le seul. M. Virchow est l'auteur de cette
théorie très en vogue encore aujourd'hui, et que les hypothèses sur la nature bactérienne de la syphilis n'ont fait que corroborer. — Que les ganglions jouent un grand rôle
dans le processus de l'empoisonnement, cela n'est pas douteux. Mais le virus ne reste
point confiné dans les voies lymphatiques. Il envahit le sang, et la preuve, c'est que ce
liquide en est contaminé dès le début, ce qui le rend contagieux et inoculable.

Quoi qu'il en soit, le virus syphilitique en circulation se fixe dans le tissu conjonctif.
Il y prend racine, et toutes les lésions qu'il est susceptible de produire, n'importe sur quel
point de l'organisme, ne sortent pas de ce milieu, le seul qui leur soit favorable. Aussi
a-t-on raison de dire que la *syphilis est une maladie du tissu cellulaire*.

Elle procède pendant toute son évolution par poussées successives, entre lesquelles
existent des périodes de repos, exemptes de tout travail spécifique apparent. Cette espèce
d'intermittence peut être considérée comme une des lois qui régissent le processus. Elle
a beaucoup intrigué, et avec raison, les théoriciens. Ils ont cherché à l'expliquer de la

Chose curieuse, lorsque la tuberculose, la lèpre et la morve ont trouvé définitivement leur organisme spécifique, celui de la syphilis est

façon suivante : chaque explosion des accidents est provoquée par le développement et la multiplication des cellules virulentes. Ces cellules subissent leur évolution, et, après avoir vécu quelque temps, finissent par disparaître. Mais quelques-unes restent, et, plus tard, sous l'action de causes inconnues, elles entrent en activité et se mettent à proliférer. De là une nouvelle poussée, et ainsi de suite; mais chaque poussée est moins active, moins prolongée que celle qui précède, et il arrive un moment où l'activité des cellules, vieillies et usées, s'épuise, s'éteint, et la maladie disparaît.

Cette explication s'adapte imparfaitement aux cas où les intervalles qui séparent les poussées sont très considérables et exempts de toute manifestation spécifique. M. Virchow pense qu'alors ce sont les ganglions lymphatiques qui ont été les magasins où se sont réfugiées et conservées les cellules spécifiques. Que ce soit là ou ailleurs, toujours est-il que l'apparition de nouveaux accidents implique leur existence, alors même que ces accidents ne se montreraient, comme cela arrive quelquefois, qu'à une époque extrêmement éloignée de l'accident primitif.

II. — Nous voici, par ces hypothèses et ces théories un peu vagues, conduits tout naturellement aux hypothèses et aux théories plus précises et sans doute plus exactes du parasitisme syphilitique. Qu'on remplace le mot *cellule virulente* par le mot *microbe* et l'on aura pas grand effort à faire pour comprendre et pour expliquer de cette façon nouvelle la *nature bactérienne de la syphilis*.

Parmi les syphiliographes de notre époque, M. Diday est celui qui, bien avant les recherches microscopiques modernes, avait le mieux entrevu et formulé le plus nettement l'origine parasitaire de la syphilis. Il en cherchait et il en trouvait les preuves dans la clinique : « Ne repoussons pas, disait-il en 1881, dans ces grandes et délicates déterminations, le concours de la clinique; car, au sujet du rôle des microbes dans les maladies contagieuses, si le microscope dit avec pleine autorité : ils peuvent en être cause; la clinique dit non moins valablement : ils doivent être cause. Je n'y croirai, moi, que lorsque le microscope et la clinique pourront dire ensemble : ils sont cause. » DIDAY. *Panparasitisme démontré par la clinique.* Lyon, médical 1881, t. XXXV, p. 181-89.

M. Diday oublie l'expérimentation, sans laquelle la clinique et le microscope seraient incapables d'établir irrévocablement l'existence du microbe de la syphilis. C'est ce qui me faisait dire à peu près à la même époque : « Et encore ne suffirait-il pas de découvrir un parasite spécial de la vérole; il faudrait, comme l'a fait M. Pasteur pour d'autres parasites virulents, le soumettre à une culture compliquée, en s'entourant des précautions les plus minutieuses. Voyez comment procède l'expérimentateur pour le sang d'un animal atteint de charbon. Il en place une goutte dans le milieu le plus apte à la culture de la bactérie. Cette bactérie se reproduit au sein du liquide de culture. On la cultive de nouveau, si l'on veut, de manière à obtenir plusieurs générations du parasite; et c'est avec ces parasites isolés, soustraits à l'action immédiate de l'organisme, procréés artificiellement, dégagés de toute attache directe avec la maladie qu'ils ont faite et d'où ils procèdent, qu'on pratique l'inoculation sur des animaux sains et qu'on parvient ainsi à leur transmettre le charbon. — Ici nous n'avons plus un liquide morbide virulent, nous n'avons plus un milieu organique au sein duquel vivent les bactéries, pendant l'évolution de la maladie virulente; nous possédons l'agent direct, actif et indiscutable du virus, le parasite, et c'est bien lui qui était la cause et non l'effet de l'intoxication, puisque, introduit seul dans un autre animal, il l'a reproduit de toutes pièces. — Il est fort possible qu'on arrive à découvrir qu'un parasite est le principe générateur du virus syphilitique; mais il sera toujours difficile d'en donner la preuve expérimentale. Il faudrait pour cela

encore à démontrer ! C'est là certainement une lacune fort regrettable au point de vue de la pathologie générale. Et cependant si elle existe

que la syphilis fût inoculable aux animaux, etc. » (*Leçons sur les maladies vénériennes* p. 19.) Depuis que j'ai écrit ces lignes, la question n'a pas fait un pas et nous en sommes toujours au même point.

De tous les syphiliographes modernes, M. Diday est certainement celui qui est le plus convaincu que la syphilis est produite par un parasite. Et, comme il reste toujours jeune d'esprit et que son ardeur militante se plaît aux combats pour les idées, il a, dans plusieurs publications, entrepris une campagne brillante en faveur du parasitisme syphilitique. Parmi les hypothésistes, c'est lui qui est le plus fécond et le plus amusant par la variété et l'imprévu de son argumentation. — Un pathologiste qui a le rare privilège de lui ressembler d'une manière frappante, puisqu'il est doué d'autant d'esprit, de verve, d'imagination, avec la même expérience clinique et les mêmes vues profondes sous des dehors fantaisistes, celui dont l'humour nous a égayé en prenant pour signature *l'Anonyme du parasitat*, s'exprimait ainsi en 1881, dans une *note sur la contingence des résultats de l'excision chancreuse* (Lyon médical, n° 27, février 1881).

« Supposons, — il y a des hypothèses plus hasardées, — la nature parasitaire de la syphilis. Le parasite est un être perceptible : on connaît ses lois d'origine, de migration, de développement, de multiplication ainsi que de léthalité. Ce n'est pas le classique et fabuleux *virus* dont un atome, professait-on, est aussi délétère qu'une tonne ; — un dogme toutefois légèrement atteint et convaincu de paradoxe depuis qu'on sait, à n'en pas douter, les vaccinés beaucoup mieux préservés par six que par deux piqûres, contre les atteintes de la variole.

« Le parasite de la vérole, — appelons-le *Syphilobe*, — est donc entré dans l'organisme ; et l'on y suit de l'œil et du doigt ses progrès avec une précision, une facilité parfaites. Pourquoi s'enquérir s'il pénètre par le système sanguin où par le système lymphatique ? Pourquoi demander s'il a d'abord envahi la constitution pour revenir ensuite évoluer à son premier lieu d'entrée ? Ne le voyez vous pas ? Ne voyez-vous pas, — et invariablement chez tous les sujets et invariablement dans le même ordre, — se former d'abord autour de la porte d'entrée, peu après dans les ganglions correspondants, ces foyers, ces amas, ces véritables *nids à syphilobes*, où le parasite va s'établir, habiter, puis, tôt ou tard, se multiplier selon que l'état de l'organisme favorisera sa prolifération ? Je lisais hier, dans un journal politique, l'histoire naturelle, mise à la portée de tous, — d'un autre parasite actuellement populaire, de la trichine, et je n'ai qu'à répéter pour mes *syphilobes*, ce qui est aujourd'hui de notion vulgaire pour les larves de la trichine. Retenons du parallèle, que les uns comme les autres choisissent le système organique le mieux fait pour leur servir d'habitacle ; que les uns comme les autres ont une vie et une force de multiplication variable selon la santé, la résistance vitale de l'être qu'ils ont envahi ; enfin que leur développement est progressif et que leur influence assurée sur l'être envahi, est, par conséquent, de plus en plus forte, à mesure que l'on s'éloigne du moment où ils sont entrés dans cet être.

« Eh bien, que fait l'excision du chancre ou pour parler plus exactement, de l'aire chancreuse ? Elle supprime une légion de ces petits ennemis. Et si elle les supprime avant qu'ils n'aient *pondu*, ou avant que leurs *petits* ne se soient trop éloignés du *nid*, elle emporte *avec la seule couvée*, toute la cause du mal, et la préservation est d'emblée réalisée complète. — Opère-t-on dans d'autres conditions ? On manque le but.

« Peut-être cependant ne le manque-t-on ni aussi constamment ni aussi complètement dans ce second cas qu'on l'avait atteint dans le premier. Peut-être les forces de l'organisme, les médicaments spécifiques, l'action de quelques influences hygiéniques, peuvent-elles, une fois le foyer principal supprimé, avoir raison de quelques enfants perdus, de quelques syphilobes isolés. Mais ceci nous entraînerait trop loin, et je m'arrête satisfait

encore, ce n'est point parce que les tentatives pour la faire disparaître ont été inactives. Les investigateurs du microbe syphilitique se sont

d'avoir pu concilier l'immortel dogme du dualisme avec les succès de l'excision chancreuse; d'avoir expliqué comment ces succès, même balancés par quelques échecs avérés, méritent créance, même de ceux de nos collègues qui croient, et avec toute raison, que dès avant l'apparition du chancre, le principe syphilitique est déjà dans la constitution. »

Ainsi s'exprime l'*Anonyme du parasitat*. M. Diday désavouerait-il cette doctrine et ce langage? — Quoi qu'il en soit, l'éminent syphiliographe de Lyon a défendu, lui aussi, la cause du *syphilobe* avec la même ingéniosité et une aussi grande abondance d'arguments. Mais le mot syphilobe est-il bien exact? Doit-on l'adopter? Je ne le pense car il ne rend pas l'infime petitesse du micro-organisme spécifique. Ne vaudrait-il pas mieux dire le *syphilio-microbe ?* Au surplus, peu importe.

Dans les théories sur la nature de la syphilis, qu'on se place au point de vue ancien ou nouveau, il est toujours difficile d'expliquer pourquoi la maladie procède par poussées, au lieu de se développer sur le mode continu comme la plupart des pyrexies. On comprend, jusqu'à un certain point, qu'il en soit ainsi dans les premiers mois de l'infection. La lutte entre le principe morbide et la réaction de l'organisme peut présenter des péripéties qui se traduisent par des trèves et des reprises de combat. On a déjà vu plus haut que quelques syphiliographes admettent qu'à certains moments les microbes cèdent du terrain et finissent par l'abandonner peu à peu sur presque tous les points, pour s'enfoncer dans les ganglions qui leur servent comme de camp retranché. Puis, ils font des sorties, la lutte recommence, et ainsi de suite. Dans tout cela, M. Diday voit une diminution de la résistance et une augmentation dans la force du principe morbide. Mais s'il comprend que la force de résistance puisse diminuer avec les poussées, il comprend moins que le principe morbide augmente et diminue alternativement, et qu'il se transforme dans ses manifestations. Suivant lui, les raisons qui agissent sur les microbes du règne végétal ne seraient pas sans influences sur celui de la syphilis et il en trouve la preuve dans la fréquence des *syphilis vernales.*

« Étant donnée une maladie chronique, à intermittences bien tranchées, telles qu'on observe la syphilis, disent MM. Diday et Doyon, dans leurs notes sur la *syphilis bactérienne* du professeur Neisser, comment expliquer cette évolution par l'hypothèse que cette maladie résulte de la présence de microbes?

« D'une seule manière, répondra le zoologiste. Ces micro-organismes vivent pour la reproduction de leur espèce, autant au moins que pour leur nutrition propre. Par conséquent, durant les périodes d'exacerbation des symptômes, ils sont à l'état d'être actif, fonctionnant; entre les paroxysmes, au contraire, ils sont à l'état de germes (spores, corpuscules brillants, mycelium).

« Or c'est pour la nature une loi, parce que c'est son but primordial, que, dans les deux règnes, l'être à l'état de germe résiste aux causes qui, agissant sur lui à l'état de vie, ont une force suffisante pour le détruire.

« Appliquant ces données à la syphilis, M. Diday demande à quel moment on a le plus de chance pour tuer ses bactéries? Si c'est en administrant le mercure durant leur état de non-éclosion (caractérisé par l'absence de symptômes), ou durant leur état consécutif à l'éclosion (caractérisé par le retour des symptômes)? Dans les termes où la question se pose, ne suffit-il pas de l'avoir posée?

« Cliniquement, d'ailleurs, il est un exemple qui, à lui seul, pourrait suggérer la réponse, en démontrant l'impuissance des traitements institués dans un but uniquement préventif. C'est le cas trop fréquent pour être nié, où, en pleine période secondaire, tel malade qui vient de terminer une cure mercurielle de trois ou quatre mois, on ne peut plus régulière, on ne peut mieux supportée, voit à ce moment même reparaître les

multipliés depuis quelques années. Je vais exposer leurs recherches, et cet historique sera le juste tribut d'hommage que nous devons

lésions dont, au moins temporairement, il avait tout lieu de se croire à l'abri... pour peu que l'effet dit préventif du spécifique eût réellement quelque efficacité. »

— Ce sont là des vues théoriques fort séduisantes, sans doute, mais qui n'expliquent pas pourquoi certaines syphilis passent de l'état virulent à l'état diathésique ou constitutionnel, de l'état latent à l'état d'activité, après des guérisons apparentes d'une très longue durée. Sur ce sujet, je ne puis qu'exprimer les mêmes incertitudes, les mêmes doutes qu'autrefois :

« Les accidents tertiaires, disais-je, dans mes premières leçons, résultent-ils de l'éclosion plus ou moins prématurée ou tardive de germes laissés dans les tissus par les premières manifestations de la maladie pendant sa phase virulente? Telle est encore une de ces questions que les théoriciens de la syphilis ont longuement discutée sans la résoudre. Elle fut suggérée sans doute par les idées de M. le professeur Virchow sur les récidives où les poussées successives des lésions dans les maladies chroniques. D'après lui ces rechutes proviennent toujours d'un stock de cellules toxiques qui, restées plus ou moins à l'état de latence et d'inertie, en diverses parties de l'organisme, spécialement dans les glandes lymphatiques, se réveillent tout à coup, entrent en activité et produisent une nouvelle infection du sang.

« En est-il ainsi pour la syphilis? Une gomme du foie ou du cerveau, par exemple, résulte-t-elle de produits morbides déposés là ou ailleurs pendant la période chancreuse et la période exanthématique? Sans le nier d'une manière absolue, il est difficile cependant de l'admettre. Les objections à cette manière de voir se présentent en foule à l'esprit.

« Et d'abord, pourquoi les germes morbides s'arrêteraient-ils dans leur évolution? Est-ce parce que le malade a été soumis à l'action des spécifiques et que les cellules toxiques ont été entravées dans leur activité avant qu'elle fût épuisée? Mais alors le traitement au lieu d'être salutaire serait dangereux, et, loin de prévenir le tertiarisme, il le favoriserait.

« D'un autre côté, il faut avoir une foi robuste dans l'intensité de vie des germes morbides, pour croire qu'après vingt, trente, cinquante années et même plus, d'un sommeil innocent et paisible au sein des tissus, ils seront capables de développer une malignité qu'ils étaient loin d'avoir dans un âge moins avancé.

« Je sais bien que les graines soustraites à leur milieu fécondant et abritées contre les causes qui les pouvaient détruire, conservent pendant des siècles leur force germinative. Mais peut-on comparer un pareil fait à celui qui nous occupe? Comment admettre que des cellules toxiques, vivant au sein de l'organisme, y conservent tout à la fois leur structure moléculaire et leurs propriétés spécifiques? Par quel privilège étrange d'immunité résisteraient-elles aux mutations incessantes que le mouvement de la vie imprime à tous nos tissus?

« Et ce sont ces reliquats avortés qui, d'abord impuissants dans la phase des manifestations bénignes, acquerraient de nouvelles forces en vieillissant, et, après avoir bravé pendant des années les forces saines et réactionnelles de l'économie, l'infecteraient de nouveau et lui infligeraient des altérations morbides incomparablement plus profondes et plus irrémédiables qu'aux premiers jours de la maladie constitutionnelle!... » (*Leçons sur les maladies vénériennes*, p. 478.)

III. — J'ai parlé plus haut du travail de M. Neisser sur la syphilis bactérienne, et j'en ai cité quelques extraits. Je pourrais le suivre et le commenter dans le développement qu'il donne à sa théorie, mais, comme il ne s'agit en définitive que d'hypothèses qui ne sont pas neuves, ni fortifiées et rajeunies par des arguments bien nouveaux, je me conten-

à leurs persévérantes recherches, bien qu'elles n'aient pas encore été
couronnées du succès de la découverte [1].

II

C'est en 1659 qu'apparurent les premières ébauches de la théorie
parasitaire. Le P. Kircher professait déjà que la peste était produite par des

---

1. J'ai beaucoup mis à contribution, pour les détails historiques qui vont suivre, l'excellente revue critique de M. Bricon, parue dans le *Progrès médical* (1884. N°s 37-38 et 41)
sous ce titre : *Du Syphilococcus*.

---

terai de reproduire les propositions de l'auteur, qui résument le sens doctrinal et pratique
de cet exposé. N'oublions pas que M. Neisser parle du microbe de la syphilis comme s'il
existait réellement, mais qu'il avoue qu'on ne l'a pas encore découvert.

« 1. *Infection*. Les bactéries pénètrent dans l'organisme par un point quelconque de la
surface du corps, quand l'absence de l'épiderme ou de l'épithélium en ce point permet
leur introduction dans les voies lymphatiques. Le virus séjourne au point infecté ; toutefois quelques germes arrivent immédiatement dans la circulation et restent localisées
aux ganglions lymphatiques de la partie infectée.

2. Puis, vient la période de la première incubation, dans laquelle la présence et l'action
des bactéries ne sont pas manifestes, mais où, certainement, elles se multiplient au point
d'infection, ainsi que dans les ganglions qui en dépendent. Enfin, apparition de l'affection primaire et de l'engorgement des ganglions lymphatiques primaires.

MM. Diday et Doyon reprochent à M. Neisser ces deux migrations successives des bactéries de la périphérie aux ganglions. « En restant dans le champ des hypothèses, puisqu'on nous y confine, pourquoi, disent-ils, supposer ces migrations préalables ? On comprend l'intérêt qu'y peuvent avoir ceux qui professent que l'infection constitutionnelle
est réalisée avant l'apparition du chancre (je suis de ceux-là), mais, de la part de ceux
qui, comme Neisser, croient avec raison à la possibilité de prévenir l'infection avant que
le chancre ait paru, n'y a-t-il pas une sorte de contradiction à enseigner que le virus
s'est déjà auparavant introduit à deux reprises jusque dans les ganglions ? » — Mais,
demanderons-nous à notre tour à MM. Diday et Doyon, comment pouvez-vous admettre
que des bactéries, dont vous ne mettez pas en doute l'humeur voyageuse, aient la
patience et la sagesse de rester sur place pendant la longue durée de l'incubation, quand
s'ouvrent largement devant elles les deux grandes voies du sang et de la lymphe ?

3. Envahissement de l'organisme par les bactéries qui sont en voie de multiplication
dans l'affection primaire et dans les ganglions lymphatiques.

4. Les différents systèmes sont graduellement pris : ganglions, peau, muqueuses, etc.
Les ganglions sont des entrepôts (des *fabriques*, d'après Diday) de bactéries et les abritent
dans les *périodes* dites *latentes*.

5. Ou bien ces germes disparaissent finalement, et cela soit spontanément, soit par
l'effet d'un traitement énergique persévérant ; ou bien ils persistent, et dans ce cas :

6. On voit survenir des récidives après la période d'état latent, les bactéries pénétrant
de nouveau et en grand nombre dans la circulation.

7. Plus on est rapproché du moment de l'infection, plus les bactéries sont nombreuses dans le corps et dans quelques organes. Par conséquent, durant les dernières
périodes : 1° diminution graduelle de l'infectiosité ; 2° diminution graduelle de la possibi-

animalcules morbides et très petits. Quelques médecins, au dire d'Astruc et de Cazenave, ne tardèrent pas à s'emparer de cette idée pour l'appliquer à la syphilis. Ils supposèrent qu'elle avait aussi pour cause

lité de transmission héréditaire ; 3° apparition plus rare, et seulement par points isolés, de foyers morbides.

8. En outre, il est peu à peu survenu, peut-être sous l'influence de produits chimiques accessoires, provoqués par les bactéries, une altération des tissus, laquelle constitue dans les périodes ultérieures la base des formes gommeuses.

9. Le mercure est un poison direct pour les bactéries, et, par conséquent, si on l'emploie en dose suffisante et pendant longtemps, il peut avoir une action préventive contre l'apparition de la période gommeuse. L'iodure de potassium accélère la résorption des néoplasmes à faible dose, celle des symptômes du début, et de la manière la plus éclatante celle des produits gommeux.

10. En ce qui concerne la malignité variable de la maladie, il faut, abstraction faite des anomalies constitutionnelles originaires, tenir compte : 1° principalement de la quantité de virus qui a envahi tout à coup l'organisme ; par conséquent l'évolution dépend de l'énergie du traitement ; 2° peut-être aussi de la qualité variable du virus qui, par l'immunité due à une première infection et à l'hérédité de cette immunité dans le cours de plusieurs générations, peut avoir subi une atténuation. Relativement à la qualité variable, c'est-à-dire à la malignité variable d'un seul et même parasite, nous avons récemment acquis des données certaines. Comme dans beaucoup d'autres affections bactériennes, c'est sur le bacille charbonneux qu'on a étudié cet état. Déjà Pasteur, Toussaint et Chauveau avaient trouvé que l'on réussissait par des dispositions spéciales d'expérimentation, notamment par l'élévation de la température nécessaire à l'incubation, à enlever de plus en plus leur virulence aux bactéries du charbon, de telle sorte que finalement elles devenaient, au bout de quelques semaines, tout à fait inoffensives, les propriétés morphologiques, la faculté de reproductivité ne subissant pas de changement. Les parasites, ainsi modifiés, transmettent même à leurs descendants le degré de virulence acquis. Koch (*Inoculation du sang de rate; réponse au discours de Pasteur à Genève*, 1881) a confirmé ces expériences.

Nous avons donc maintenant à tenir compte, dans la doctrine de l'infection, d'une variation imprimée, par le fait de conditions extérieures, à la virulence de bactéries restant morphologiquement identiques. C'est là un point de vue entièrement nouveau. En s'y plaçant, il est possible que, dans un avenir très prochain, on comprenne mieux la différence de malignité des épidémies, par conséquent peut-être aussi celle de la syphilis. — Outre la température, il y a certainement encore toute une série d'autres facteurs (par exemple immunité acquise et héréditaire) qui peuvent modifier le développement et les propriétés des bactéries. On sait depuis longtemps que chaque espèce animale possède une réceptivité différente pour les diverses maladies ; on a même vu des animaux de même race, comme des souris des champs et des souris de maison, ou différentes races de moutons, réagir diversement sous un même virus. Il nous semble par conséquent plausible d'admettre que les races humaines présentent, elles aussi, des différences analogues, voire que, dans la même race, la réceptivité de chaque individu n'est pas égale pour les agents morbides.

L'histoire de la lèpre, de la fièvre jaune, enfin l'observation journalière de ce qui se passe dans la fièvre scarlatine, le typhus, etc., démontrent ce qui a été dit ci-dessus. Ces phénomènes sont analogues à ce qu'on observe dans les cultures de bactéries, c'est-à-dire que des changements en apparence insignifiants dans les conditions d'expérimentation, par exemple dans la composition des liquides de culture, peuvent modifier et même entraver le développement des organismes. »

l'introduction dans l'organisme de petits parasites à peu près semblables à ceux auxquels Kircher attribuait la peste. Aucune recherche sérieuse ne justifiait cette manière de voir qui n'était pas encore sortie du domaine de l'hypothèse.

A une époque plus rapprochée de nous, Cullerier croyait à l'existence d'animalcules particuliers dans les ulcères syphilitiques et, sous son inspiration, Donné rechercha et finit par découvrir, dans les sécrétions des chancres et des bubons syphilitiques, un petit parasite qu'il a décrit et dessiné. Ce parasite n'est autre chose que le *vibrio lineola*, déjà mentionné par F. Müller. Donné, du reste, déclara que la présence de ce parasite était purement accidentelle et sans aucun rapport avec la nature même de la maladie [1].

Hallier, dont le nom ne peut être évité dans aucun historique d'une maladie infectieuse, puisqu'il a décrit et tenté de cultiver les microphytes de la plupart des maladies, signala en 1869, dans le sang des syphilitiques, la présence de très nombreux micrococcus. Ils pénétraient, d'après lui, dans les globules rouges, y creusaient des vacuoles d'où l'apparence radiée et la forme irrégulière de ces globules. Ces recherches de Hallier n'ont aucune valeur sérieuse ; elles sont tombées dans un discrédit mérité et je ne les mentionne que pour mémoire. J'en dirai autant des publications de M. Salisbury qui crut, lui aussi, comme tant d'autres l'on cru et proclamé depuis, avoir découvert le parasite de la syphilis (*crypta syphilitica*).

En 1872, M. Lostorfer [2] fit à la Société des médecins de Vienne, une communication qui causa pendant quelque temps une vive émotion parmi les syphiliographes. Il annonça « la possibilité du diagnostic de la syphilis par l'examen microscopique du sang. » En plaçant une gouttelette de sang syphilitique dans une chambre humide, et en examinant la préparation jour par jour, à l'aide d'un objectif à immersion. M. Lostorfer vit apparaître, vers le troisième ou le quatrième jour, des corpuscules très brillants, les uns immobiles, d'autres en mouvement. Ils présentaient une réfringence toute particulière. Quelques

---

1. Donné, *Recherches microscopiques sur la nature du mucus et de la matière des divers écoulements des organes génito-urinaires* (1837). — *Cours de microscopie*, Paris, J.-B. Baillière et fils (1844, 1 vol. in-8, p. 201).

2. Lostorfer. *Die Möglichkeit der Erkentniss der Syphilis mittelst der mikroskopischen Blutuntersuchung* (Wiener med. Presse n° 4, 1872). On trouvera l'analyse des publications ultérieures de Lostorfer, ainsi que celle des recherches de contrôle de Wedl, Biesiadecki, Vajda, Stricker, Köbner, etc., dans la revue de M. Zeissl sur la syphilis, dans Virchow's und Hirsch's Jahresber, pour l'année 1872.

jours plus tard, ils augmentèrent de nombre et de dimensions, et poussèrent des prolongements en forme de bourgeons pédiculés ou sessiles. Vers le sixième ou le huitième jour, ces corpuscules, dont quelques-uns avaient atteint le diamètre d'un globule rouge, se creusèrent de vacuoles. Leur nombre était extrêmement variable. Cette communication fit d'autant plus de sensation à Vienne, que M. Lostorfer parvint effectivement à reconnaître à l'aide de l'examen microscopique, parmi divers échantillons de sang, ceux qui provenaient de sujets syphilitiques. Une vive polémique s'engagea et provoqua plusieurs recherches de contrôle. M. Wedl considéra « les corpuscules de Lostorfer » comme des fragments de protoplasma et de particules graisseuses, modifiés par le séjour dans la chambre humide. Biesiadecki déclara qu'ils étaient des cristaux de paraglobuline, que l'on trouve aussi dans le sang des sujets non syphilitiques. Enfin M. Köbner répéta exactement les observations de M. Lostorfer, sur du sang syphilitique, du sang d'autres maladies et du sang de sujets sains, et il arriva aux résultats suivants : Les corpuscules découverts par M. Lostorfer ne sont ni des corpuscules graisseux, ni des spores de champignons. On les observe dans le sang d'individus indemnes de syphilis, chez des varioleux, des eczémateux, des malades atteints de lupus et enfin dans le sang d'individus bien portants. C'est une apparence trompeuse ; elle est simplement produite par des goutelettes d'eau, qui se condensent sous la lamelle dans la chambre humide et s'entourent d'une couche albumineuse. — C'est bien là, en effet, l'interprétation la plus plausible du fait observé par M. Lostorfer et le travail de ce dernier n'est plus cité que comme un exemple très bruyant des nombreuses erreurs auxquelles on est exposé dans ces délicates investigations.

En 1878, M. Klebs[1] fit paraître ses recherches sur la contagion de la syphilis. Dans des préparations fraîches du chancre induré il trouva un grand nombre de corpuscules animés de vifs mouvements, et de courts bâtonnets de 2 µ de longueur et de 1 µ d'épaisseur. En même temps il inoculait des fragments de productions syphilitiques à des singes et disait avoir provoqué chez ces animaux des lésions se rapprochant beaucoup de celles de la syphilis humaine : ulcérations buccales, éruptions papuleuses... Il cultiva sur de la gelée d'ichthyocolle le sang d'une guenon ainsi infectée et il vit s'y développer des masses brunâtres composées de bâtonnets étroitement serrés les uns contre les

<hr>

1. Klebs, *Das Contagium der Syphilis, eine experimentelle Studie* (Arch. f. exp. Pathol. und Pharmakol., 1879).

autres, bâtonnets identiques à ceux qu'il obtenait en cultivant les micro-organismes provenant du chancre induré de l'homme. A un âge plus avancé de la culture, il voyait apparaître des corps de forme spirale, formés d'un amas de masses granuleuses et de bâtonnets. (hélico-monades). Malgré l'autorité de cet anatomo-pathologiste, ses recherches rencontrèrent peu de crédit et M. Klebs lui-même n'est plus revenu sur ce sujet.

En 1881, M. Aufrecht (de Magdebourg)[1], découvrit des micrococcus dans du sérum provenant de papules syphilitiques ; ces micrococcus étaient accouplés deux à deux ou disposés en chaînette et ils se coloraient énergiquement par la fuschine.

A la même époque, M. Obrasczow[2] décrivit des micrococcus qu'il avait trouvés en grand nombre dans les ganglions lymphatiques engorgés à la suite du chancre induré. Il constata même leur présence dans les adénopathies du chancre mou, mais en moins grande quantité.

En 1882, Birch-Hirschfeld[3] signala, non seulement dans les plaques muqueuses, mais aussi dans les gommes de différents organes, l'existence de micrococcus très petits, un peu allongés, quelquefois alignés par deux ou trois, rarement plus nombreux. Comme la séparation des coccus les uns des autres était peu accusée, on pouvait aisément les confondre avec des bâtonnets. Les microcoques se coloraient aisément par la fuchsine et le violet de gentiane. Mais, somme toute, ils étaient peu abondants et faisaient défaut dans les gommes, même caséeuses, et dans les cicatrices gommeuses. M. Hirschfeld s'est montré beaucoup moins affirmatif sur la nature syphilitique de ces micrococcus dans la deuxième édition de son traité d'anatomie pathologique (1882, t. Ier, p. 187).

En 1882 MM. Martineau et Hamonic[4] communiquèrent à l'Académie de médecine et à la Société médicale des hôpitaux, la découverte faite par eux de ce qu'ils appellent la *bactéridie syphilitique*. Ils cultivèrent dans du bouillon un chancre induré fraichement excisé, et virent se développer dans le liquide, au bout de vingt-quatre heures, deux espèces différentes de bactéridies et des micrococcus.

Ils inoculèrent ce liquide à un porc et dès le lendemain ils trouvèrent

---

1. Aufrecht, *Ueber den Befund von Syphilococcen* (Centralbl. f. med. 1881, p. 13).

2. *Veränderungen der Lymphdrüsen beim weichen und harten Schanker* (Petersb., Woch. 1881, no 30).

3. Birch-Hirschfeld, *Bacterien in syphilit. Neubildungen* (Centralbl. f. med. Wiss. 1882, nos 33, 34).

4. Martineau et Hamonic (Acad. de Médecine, 5 septembre 1882, p. 1007).

des bactéridies dans le sang de cet animal qui, un mois plus tard, aurait présenté une syphilide papulo-squameuse. Nous aurons à revenir plus tard sur ces tentatives d'inoculation.

Au commencement de l'année 1883, un médecin américain, travaillant à Vienne, M. Morison, décrivit des bactéries qu'il avait trouvées dans les sécrétions du chancre induré, des plaques muqueuses, ainsi que dans les sucs exprimés des chancres et des plaques excisées. Mais quelques semaines plus tard, avec une bonne foi scientifique qui l'honore, M. Morison revint sur sa communication et reconnut qu'il avait rencontré les mêmes bactéries dans l'acné simple et l'eczéma.

MM. Tornery et Marcus [1] ont cultivé sur du bouillon gélatiné de la secrétion de chancre induré et de plaques muqueuses et ont obtenu un micrococcus qu'ils considèrent comme l'agent de la syphilis. Ils auraient retrouvé ces mêmes micrococcus en colorant des coupes de chancre induré et de ganglions syphilitiques.

Enfin il me reste à vous parler des recherches toutes récentes de M. Lustgarten qui ont eu déjà un grand retentissement. Dans une communication faite à la Société de médecine de Vienne [2], ce dermatologiste a présenté des préparations où il aurait réussi à colorer le microbe pathogène de la syphilis. Ce microbe serait un bacille rappelant pour les dimensions et pour l'aspect le bacille de la tuberculose. On le constaterait dans les productions syphilitiques (néoplasme primitif, plaques muqueuses et gommes), aussi bien que dans la secrétion du chancre induré. Enfin, il serait caractérisé par des réactions colorantes spéciales, à l'aide de la technique suivante donnée par l'auteur :

Les productions syphilitiques (chancres, plaques muqueuses, etc.,) sont durcies dans l'alcool absolu, et des coupes fines y sont pratiquées à l'aide du microtome. Pour les colorer, on les laisse séjourner pendant vingt-quatre heures dans le liquide d'Ehrlich, (solution alcoolique concentrée de violet de gentiane, additionnée de neuf fois son volume d'eau d'aniline), à la température ordinaire, puis pendant deux heures encore à l'étuve, à la température de 40 degrés. Pour décolorer les coupes, on les agite pendant quelques minutes dans de l'alcool absolu, puis on les place pendant quelques secondes, d'abord dans une solution de 1 1/2 pour 100 de permanganate de potasse, ensuite dans une

---

1. Société de biol., 12 juillet 1884 et Marcus (*Nouvelles recherches sur le microbe de la syphilis*, thèse de Paris, 1885, no 862).

2. Lustgarten, *Die Syphilis-bacillen* (Mediz.Jahrbücher, Wien. 1885, tirage à part avec 3 planches).

solution d'acide sulfureux. Si la décoloration n'est pas suffisante, on reporte la coupe pendant quelques secondes dans le permanganate de potasse, puis dans l'acide sulfureux, et on opère ainsi jusqu'à ce que la décoloration soit à peu près complète. On lave ensuite à l'eau distillée ; on déshydrate la coupe à l'aide de l'alcool absolu ou de l'essence de clou de girofle ; on la monte dans le baume et on examine à l'aide d'un objectif à immersion homogène. La sécrétion du chancre, séchée sur une lamelle à couvrir, est traitée de la même façon, sauf qu'au sortir du bain de matière colorante, on la lave à l'eau distillée au lieu de se servir de l'alcool qui décolore trop énergiquement.

Par ce procédé, tous les microbes sont décolorés. Celui de la syphilis conserverait seul sa coloration.

Ce bacille est, de l'aveu de M. Lustgarten, très peu abondant dans les coupes des productions syphilitiques. Il l'est davantage dans les sécrétions. Sur les coupes on n'en rencontre que quelques unités par préparation. Il siège de préférence dans les cellules lymphoïdes des néoplasmes syphilitiques, ou dans la sécrétion du chancre induré.

M. Lustgarten dit avoir rencontré ce bacille dans seize cas de syphilis examinés par lui. Il n'hésite pas à lui attribuer, au point de vue du diagnostic, une valeur égale à celle qui revient au bacille de Koch pour le diagnostic de la tuberculose. Quant aux tentatives de culture et d'inoculation, elles n'ont donné aucun résultat.

Les faits annoncés par M. Lustgarten furent d'abord accueillis très favorablement par un certain nombre de savants. L'on se crut enfin en possession (ce qui serait déjà une acquisition précieuse) d'une méthode anatomique capable de mettre en évidence le microbe de la syphilis. Je n'en veux pour preuve que la déclaration suivante qu'on trouve dans le remarquable traité de MM. Cornil et Babès : « Il nous semble bien probable, disent-ils, que ces bacilles sont tout à fait caractéristiques par leur siège, leurs réactions et leurs formes, et qu'ils pourraient servir pour le diagnostic de la syphilis dans les cas douteux[1]. » Toutefois des réserves très sérieuses furent faites par d'autres histologistes. Le très petit nombre de bacilles que l'on parvient à grand'peine à déceler par le procédé exposé plus haut, dans la coupe de produits syphilitiques, n'est-il pas fait pour inspirer une certaine défiance ? En outre, à l'aide de ce procédé, on ne réussit pas constamment à colorer ces bacilles dans des produits dûment syphilitiques. Quelle différence à cet égard avec le bacille de la tuberculose ! A peine le travail de Koch

1. Cornil et Babès, *Les Bactéries* (Paris 1885, page 666).

eût-il paru, que, de toutes parts, la confirmation des faits annoncés par lui se manifesta, unanime et éclatante. C'est que la méthode était sûre et les résultats faciles à contrôler.

Aussi les recherches de contrôle ne paraissent-elles guère jusqu'ici favorables à la découverte de M. Lustgarten.

M. Cornil qui d'abord avait, sans restriction, accepté la découverte de Lustgarten, communiquait récemment à l'Académie de médecine[1] les conclusions des recherches faites sur son conseil et dans son laboratoire par MM. Alvarez et Tavel. Ces habiles micrographes ont trouvé dans les sécrétions normales et dans quelques sécrétions pathologiques, mais non syphilitiques, des organes génitaux, de l'orifice anal et rarement ailleurs, un bacille identique, quant à la forme et aux réactions colorantes, à celui que M. Lustgarten avait signalé comme spécial à la syphilis. Ils l'ont surtout rencontré dans le smegma préputial et vulvaire (quatorze fois sur dix-huit cas),

Cette constatation contredit donc le fait annoncé par M. Lustgarten qui dit n'avoir jamais trouvé son microbe, dans des cas normaux ou pathologiques, en dehors de la syphilis.

D'autre part, MM. Alvarez et Tavel n'ont jamais pu trouver dans des coupes de produits syphilitiques le bacille décrit par M. Lustgarten, quoiqu'ils aient exactement suivi le procédé qu'il a prescrit. La présence de ce bacille, auquel son inventeur attribue une spécificité si absolue, dans les sécrétions pathologiques et dans certaines sécrétions normales des organes génitaux, doit donc rendre très circonspect. Il se peut très bien que le bacille trouvé dans les coupes des produits et dans les sécrétions syphilitiques ne soit autre qu'un bacille banal.

A la *Société de médecine interne* de Berlin, (séance du 2 novembre 1885), le bacille de M. Lustgarten a été l'objet de communications intéressantes. M. Klemperer a répété les recherches de MM. Alvarez et Tavel sur le smegma préputial et a constaté, comme eux, la présence dans ce produit de sécrétion, de bacilles offrant une forme et des réactions colorantes identiques à celles du bacille de M. Lustgarten. Examinant le produit du raclage de quatre plaques muqueuses, il y a trouvé, dans les quatre cas, un bacille identique à celui de M. Lustgarten et à celui du smegma.

Il a en outre examiné des sécrétions de produits syphilitiques (plaques muqueuses), siégeant *ailleurs qu'aux parties génitales*, et n'y a

1. Cornil. *Sur le microbe de la syphilis* (Bulletin de l'Acad. de médecine, 4 août 1885). — Alvarez et Tavel, *Recherches sur le bacille de Lustgarten* (Archives de physiologie. 1885, t. VI, p. 303).

point trouvé le bacille en question. Enfin, il a fait la même recherche sur les tissus syphilitiques eux-mêmes (une plaque muqueuse de la grande lèvre, un chancre induré récent et une gomme cutanée de la cuisse). Or quoiqu'il ait suivi jusque dans les détails les plus minutieux le procédé indiqué par M. Lustgarten, M. Klemperer n'a *jamais* réussi, dans aucune coupe, à colorer le moindre bacille.

Dans la même séance, M. Köbner communiqua quelques résultats de ses recherches sur le même objet. Dans la plus grande majorité des cas, sur des coupes de produits syphilitiques fraîchement extirpés, ou conservés depuis un temps plus ou moins long dans l'alcool, il n'a que *très rarement* rencontré des bacilles, quelque soin qu'il ait mis à suivre la méthode indiquée par M. Lustgarten ; encore, dans les cas très rares où le bacille s'observait, il s'agissait de produits syphilitiques ayant siégé aux parties génitales. M. Köbner a appris en outre qu'un jeune histologiste viennois, le docteur Nega, qui travaille dans le laboratoire de M. Fritsch, a également échoué presque constamment dans la recherche du bacille de Lustgarten sur les coupes.

M. Köbner le trouva au contraire très fréquemment, mais *non constamment*, dans les produits de sécrétion du chancre et surtout des plaques muqueuses. Mais il ne put jamais le rencontrer dans la sécrétion des plaques muqueuses de la gorge, des lèvres, de la langue, du voile du palais. Tout aussi négatives furent les recherches portant sur le sang à toutes les périodes de la syphilis, et sur le pus dans un cas d'ecthyma et de rupia syphilitiques.

Il ne saurait donc être question, dit M. Köbner, d'un bacille existant, d'une façon constante, dans les productions syphilitiques. D'autre part, le bacille ainsi trouvé n'a pas, contrairement à l'assertion de M. Lustgarten, de réaction tinctoriale spécifique, après les constatations de MM. Alvarez et Tavel. Il faut donc renoncer, jusqu'à nouvel ordre, à le considérer comme étant la cause de la syphilis [1].

Tels sont les principaux travaux qui ont eu pour objet la recherche du microbe de la syphilis. On voit combien les résultats sont problématiques et contradictoires. Est-ce à dire qu'il faille désespérer et renoncer à une recherche si décevante jusqu'ici ? Non assurément. Après les récentes et solides acquisitions qui établissent si péremptoirement le rôle pathogénique des organismes inférieurs dans le domaine des maladies infectieuses, il est à peine permis de douter que la syphilis,

1. *Deutsche med. Wochenschr.* 19 nov. 1885, p. 811.

elle aussi, ne soit une maladie parasitaire. Si l'on songe que les découvertes de MM. Pasteur, Davaine, Koch, etc., ne datent pour ainsi dire que d'hier, que les méthodes sont encore toutes récentes et presque à leur période d'essai, on doit se féliciter que la microbiopathie ait déjà fait tant de progrès et que, pour bon nombre de maladies, la preuve soit en dehors de toute contestation.

Dans la grande classe des maladies infectieuses, la syphilis qui est une des plus graves et des plus vastes nous a, jusqu'à présent, dérobé son secret. Mais espérons que bientôt la technique microbiologique qui se perfectionne tous les jours démontrera irrévocablement l'existence de ce mystérieux microbe, et que nos hypothèses si légitimes sur la nature parasitaire de la syphilis ne tarderont pas à devenir une certitude.

III

Et cependant tous les micrographes s'accorderaient à reconnaître l'existence du même microbe pour la syphilis, que l'unanimité de leur témoignage ne nous suffirait pas encore. Ils auraient beau en multiplier les démonstrations techniques, nous n'en resterions pas moins dans un certain doute. Si fortement accusée que fût la spécificité histologique de ce microbe, elle n'entraînerait pas la conviction entière. Un grand pas sans doute serait fait dans la découverte du parasitisme de la syphilis; mais il resterait encore à en faire un plus grand. Il faudrait fournir la preuve expérimentale de la spécificité du microbe. Mais comment y arriver? Là est la principale difficulté.

L'inoculation à l'homme nous est interdite. Outre qu'elle est illicite, elle n'entre plus dans nos idées, et serait aujourd'hui universellement réprouvée. Autrefois, et il n'y a pas un demi-siècle de cela, on ne se faisait guère scrupule d'y recourir. Cette période de l'histoire de la syphilis, que j'ai nommée période expérimentale, commença avec Hunter, et atteignit son apogée de 1835 à 1850. Ce fut son âge d'or et il est vraiment dommage que la découverte histologique du microbe de la syphilis n'ait pas eu lieu à cette époque, car la preuve expérimentale et humaine l'aurait vite confirmée. De nos jours on se contente d'inoculer la syphilis aux animaux, ou du moins on essaie de le faire. Je n'ai pas besoin d'insister sur l'immense portée qu'aurait la constatation positive de ce résultat si on parvenait à l'obtenir. Il nous donnerait un moyen de contrôle certain, et, pour employer une expression que la pathologie expérimentale emprunte au langage des chimistes, on aurait en lui un véritable *réactif*, ce qui est d'une importance capitale pour l'étude des maladies infectieuses. Si, dans ces derniers temps, la question de la tuberculose a fait de si merveilleux progrès, n'est-ce pas, en grande partie, parce que M. Villemin a découvert qu'il était possible de transmettre par inoculation cette maladie aux animaux ?

Mais ce n'est pas seulement la science pathologique qui gagnerait à une pareille découverte. Ses conséquences pourraient devenir incalculables à un autre point de vue plus important, celui de la prophylaxie de la syphilis. Ne pourrait-il pas arriver en effet que le passage du virus syphilitique à travers des espèces animales différentes lui imprimât certaines modifications heureuses qui l'atténueraient sans le détruire et le transformeraient en un véritable vaccin? Ainsi, à tous les points de vue, ce problème de l'inoculation syphilitique aux animaux offre un intérêt capital. Examinons donc à quoi ont abouti les principales tentatives faites pour le résoudre.

C'est Hunter qui, ici comme pour tant de choses relatives à la syphilis, a ouvert la voie et institué les premières expériences. « On ne connaît aucun autre animal que l'homme, dit-il, qui soit susceptible de contracter l'affection vénérienne, car des essais répétés ont démontré qu'il est impossible de la communiquer à un chien, à une chienne ou à un âne.

« Il m'est arrivé souvent de tremper de la charpie dans le pus d'une gonorrhée, d'un chancre ou d'un bubon et de l'introduire dans le vagin d'une chienne, sans produire aucun effet. J'ai fait la même expérience sur des ânesses sans aucun résultat. J'ai placé aussi inutilement de la charpie imbibée du même pus sous le prépuce chez des chiens ; j'ai même pratiqué des incisions, afin de porter le pus au-dessous de la peau, et il n'en est résulté qu'une plaie ordinaire ; j'ai fait également cette dernière expérience sur des ânes et je n'ai rien pu obtenir. »

M. Ricord est arrivé aux mêmes résultats négatifs. « L'opinion de Hunter dit-il, est vraie. J'ai tenté l'inoculation du pus syphilitique pris dans toutes les conditions possibles, sur des chiens, sur des chats, sur des lapins, sur des cochons d'Inde, sur des pigeons, qu'on avait dit être bientôt tués par l'absorption du virus vénérien. Dans aucun cas, et malgré la diversité des expériences, il n'a été possible de transmettre la maladie. »

C'est en 1844, qu'Auzias-Turenne [1] entreprit les premières expé-

---

1. Auzias-Turenne.— *De la syphilisation ou vaccination syphilitique* (Acad. de Médecine ; juin et août 1854). Lettre sur la syphilis des animaux (Académie de Médecine ; 29 mai 1866).

riences où il prétendit avoir communiqué la syphilis au singe. Il était uniciste au premier chef, et croyait fermement à l'identité de la syphilis et du chancre simple. Ce qu'il inoculait à son singe, c'était le chancre simple qui paraît effectivement être transmissible par l'inoculation de l'homme au singe, du singe au singe et du singe à l'homme (expériences de Robert de Welz). Auzias-Turenne crut encore inoculer la syphilis à un chat et déterminer chez cet animal, outre l'accident primitif, des manifestations générales (ulcérations, acné, alopécie, etc., Mais ces expériences faites avec plus de bonne foi que de sévérité, ne convainquirent personne et l'on sait aujourd'hui que ce qu'Auzias-Turenne inoculait au chat n'était aussi que le chancre simple.

En 1871. S. Messinger-Breadley (de Manchester) communiqua à l'association britannique les résultats d'expériences entreprises par lui sur divers animaux. Il affirma avoir eu deux succès. « Dans deux cas, chez un cobaye et chez un jeune chat, l'inoculation fut suivie, au bout de deux ou trois semaines, d'une induration locale, et plus tard de symptômes constitutionnels. Le cobaye mourut un mois après l'apparition de l'induration, avec la destruction d'un œil et une ulcération étendue de la bouche et du voile du palais. Je tuai le chat au bout de huit semaines, et trouvai des gommes syphilitiques dans les reins et le foie [1]. »

En 1874, Ch. Legros fit quelques expériences sur le rat et le cochon d'Inde. Le rat se montra réfractaire. Sur un cochon d'Inde auquel il avait inséré sous la peau de la cuisse un fragment de chancre induré, il se développa un ulcère à fond induré. Quand cet ulcère se cicatrisa, l'animal devint cachectique et mourut cinq mois et demi après l'inoculation. A l'autopsie on trouva une tuméfaction des ganglions lymphatiques, une hypertrophie du foie avec des dépressions cicatricielles de sa surface, quelques nodules d'apparence gommeuse dans le tissu sous-cutané, et enfin un noyau dur, jaunâtre, de la grosseur d'un pois dans un épididyme. Était-ce bien la syphilis?

Zeissl (cité par Baümler) inocula vainement du sang syphilitique à des lapins et à des pigeons.

Le 16 novembre 1882, M. Martineau, avec l'aide de son interne M. Hamonic, inocula sur la peau du fourreau d'un singe de la sécrétion d'un chancre syphilitique. Vingt-huit jours après l'inoculation, on constata sur le prépuce deux chancres à base indurée, et, dans l'aine gauche, un ganglion volumineux. Les chancres se cicatrisèrent, mais

---

1. *British med. Journal* (1871, 30 septembre, page 376).

l'adénopathie se généralisa. Vers le cinquante-quatrième jour, syphilides papulo-érosives sur le prépuce. En septembre 1883, syphilide ulcéreuse du voile du palais qui dura trois semaines. Le 21 octobre, accès épileptiforme d'une durée de 4 à 5 minutes ; et enfin, le 3 décembre, éruption papuleuse hypertrophique sur le scrotum. Depuis, le singe est bien portant et semble guéri [1].

M. Köbner a repris la question de l'inoculation de la syphilis aux animaux [2] et rappelé des expériences nombreuses et inédites qu'il avait faites en 1861 déjà, dans le laboratoire de Claude Bernard. M. Köbner institua une série d'expériences intéressantes sur l'injection intra-veineuse, chez des lapins, du pus de *chancre mou*, délayé dans de l'eau. Il ne détermina ainsi aucun accident local ni général. Du sang de ces lapins fut retiré, quelques minutes, quelques heures et plusieurs jours après l'injection intraveineuse, et Köbner se l'inocula à lui-même sur le bras, sans aucun effet.

Par contre, en insérant, à l'aide d'une piqûre de lancette, du pus de chancre simple sous la peau et la conjonctive des lapins, M. Köbner obtint des résultats positifs et reproduisit des ulcérations chancreuses.

Pour ce qui est des produits syphilitiques, M. Köbner obtint constamment des résultats négatifs. Ses expériences furent faites sur des lapins et sur des chiens. Il leur inocula à la cornée de la sécrétion de plaques muqueuses ; il leur injecta dans les veines cette même sécrétion ainsi que le suc exprimé de chancres indurés fraîchement extirpés, il inséra dans leur tissu cellulaire sous-cutané des fragments de chancres et de syphilides papuleuses et, par aucun de ces procédés, il n'arriva à provoquer ni accidents constitutionnels, ni même de lésions syphilitiques locales. Il en conclut que les expériences de transmission à ces animaux ne doivent être acceptées qu'avec les plus extrêmes réserves. Il est fâcheux que M. Köbner n'ait pas répété sur le singe ses expériences qui paraissent avoir été très bien instituées.

M. J. Neumann [3] a relaté une série d'expériences d'inoculations faites par lui sur un grand nombre d'animaux d'espèces diverses. Il inoculait du pus de chancre mou, de chancre induré et de plaques muqueuses, en l'insinuant sous l'épiderme, ou bien il extirpait des chancres indurés

---

1. Martineau. — *Société médicale des hôpitaux*, 22 décembre 1882, 12 janvier 1883, 26 janvier 1883.

2. Köbner. — *Zur Frage der Nichtübertragbarheit der syphilis auf Thiere.* (Wien. med. Woch, 1883, p. 898.)

3. *Ist die Syphilis ausschliesslich eine Krankheit des menschlichen Geschlechtes oder unterliegen derselben auch Thiere.* (Wien. med. Woch 1883, nᵒˢ 7, 8, 9, et 24.)

MAURIAC. — MALADIES VÉNÉR.   II. — 7

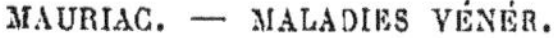

entiers et les plaçait dans le tissu cellulaire sous-cutané. Il fit ces expériences sur trois singes : l'un fut observé pendant quinze jours ; le deuxième pendant un mois et demi ; le troisième, inoculé depuis trois mois, était encore en observation au moment de la publication du travail de M. Neumann et avait été soumis à une réinoculation. Un cheval reçut sous la peau un chancre induré, un autre cheval fut inoculé cinq fois avec du pus de chancre simple. Furent également inoculés : un lièvre, trois lapins, une martre (Mustella Martis), un rat blanc et un chat. Le nombre total des inoculations fut de cinquante-quatre. Toutes demeurèrent négatives au point de vue de la transmission de la syphilis, et M. Neumann en conclut que la syphilis est une maladie exclusivement humaine. Il a répété, depuis, ces inoculations, avec M. le professeur Beyer sur un porc, un bouc et d'autres singes, sans obtenir aucun résultat positif. Le chancre mou seul se transmet aux animaux.

MM. Horand et Cornevin [1] ont fait des expériences très bien conduites dans le but d'étudier la transmissibilité de la syphilis au porc. Un porc fut inoculé à la lancette avec la sécrétion d'une plaque muqueuse de l'amygdale. Un autre reçut une injection sous-cutanée de fragments de plaque muqueuse délayés dans de l'eau. Sur un troisième porc, on inséra sous la peau un fragment de plaque muqueuse excisée et l'on réunit la plaie par une suture. Les produits d'inoculation montrèrent un peu de rougeur ou un empâtement non douloureux. Le tout se dissipa au bout de quelques jours, et les animaux gardés en observation pendant très longtemps n'eurent aucune manifestation syphilitique. L'inoculation de produits non syphilitiques faite simultanément s'accompagna des mêmes effets.

L'inoculation syphilitique ne produisit également aucun résultat sur deux truies pleines, ainsi que sur leurs petits, tenus longtemps en observation après leur naissance. MM. Horand et Cornevin conclurent de leurs recherches, que le porc est « réfractaire à la syphilis. Il ne pourrait donc être employé expérimentalement comme terrain de propagation du virus syphilitique, ou, cliniquement, comme moyen des diagnostics des différentes affections vénériennes. »

M. Cognard [2] prétendit avoir inoculé la syphilis à un singe avec la culture de la sécrétion d'une plaque muqueuse. Au lieu d'insertion se serait développée une induration, plus tard, sur la peau, de l'ecthyma et, dans la cavité buccale, des plaques ressemblant à des plaques

1. *Essais de transmission de la syphilis au porc.* (Annales de dermat. et de syphiliographie, 1881, page 328.)
2. *Lyon Médical.* (1881, 8 juin).

muqueuses. Lors de la discussion que cette communication provoqua à la *Société médicale de Lyon*, MM. Dron et Horand inclinèrent à penser que ce que M. Cognard avait inoculé au singe était une sorte de septicémie. L'animal en effet a été très malade après l'inoculation; les éruptions avaient l'aspect d'ecthyma cachectique et les plaques de la bouche, à l'examen microscopique, se montrèrent être des plaques de muguet.

M. Vittone a inoculé sous la conjonctive de l'œil, chez des cobayes, des lapins, des chats et des chiens, de la sécrétion et des fragments de six chancres indurés. Ces animaux observés pendant quatre mois ne présentèrent pas de trace de syphilis. Sur un lapin et sur un cobaye, il se développa à la suite de l'inoculation une tuberculose du globe oculaire, et à l'autopsie on constata des lésions tuberculeuses disséminées dans les poumons, dans la plèvre, dans le péritoine, avec présence des bacilles de Koch. La syphilis ne serait pas, d'après M. Vittone, transmissible aux animaux et il est fort possible que les cas décrits comme preuve de cette transmission n'aient été autre chose que des contaminations accidentelles de tuberculose [1].

Tel est l'état actuel de la question. On a eu beau multiplier et varier les tentatives de l'inoculation syphilitique aux animaux, on n'est arrivé jusqu'ici à aucun résultat. Ceux qui ont été considérés comme positifs, ne doivent être acceptés qu'avec la plus grande réserve. Dans l'expérimentation comme dans la détermination histologique de son microbe, la syphilis déjoue tous nos efforts. Faut-il donc désespérer d'établir sur des bases positives et indéniables sa nature parasitaire? Devronsnous sur ce point-là nous contenter toujours d'hypothèses? Non, car assurément la technique histologique est loin d'avoir dit son dernier mot. D'un autre côté il serait d'un intérêt si grand, à la fois scientifique et pratique, d'inoculer la syphilis aux animaux, qu'on ne manquera pas de recommencer et de répéter sous toutes les formes possibles l'expérimentation. Peut-être finira-t-on par arriver au but si vainement poursuivi, en variant encore le mode d'inoculation ou le choix de la matière inoculée, les espèces, l'âge des animaux etc., en un mot en employant tous les artifices dont dispose aujourd'hui la pathologie expérimentale. Ayons confiance dans le zèle, l'habileté, la persévérance des investigateurs et comptons aussi un peu sur le hasard.

1. Vittone. *Sulla trasmissione della syphilide agli animali*, Nota sperimentale, Gazzetta med. ital. lomb. 1884, p. 315.

HUITIÈME PARTIE

FRÉQUENCE ET CHRONOLOGIE DE LA SYPHILIS TERTIAIRE

I

Parmi tant de questions obscures qu'on rencontre à chaque instant dans l'histoire de la syphilis tertiaire, il en est une, celle de sa fréquence, sur laquelle il semblerait, au premier abord, qu'il fût facile de se prononcer.

Il n'en est rien, cependant. Aucune statistique valable ne permet d'y répondre.

Parmi tous ceux qui contractent la syphilis, il y en a relativement un petit nombre qui aboutissent au tertiarisme. Voilà tout ce qu'on peut dire. Quant à fournir une proportion relative exacte, la chose me paraît aujourd'hui tout à fait impossible.

Pour arriver à un résultat positif, il faudrait qu'une statistique, embrassant un nombre très considérable de syphilis, contractées à peu près au même moment et dans le même milieu, pût suivre les individus jusqu'à leur mort. Et encore elle serait passible de certaines objections ; car, pour ceux d'entre eux dont la durée moyenne de l'existence serait abrégée par une cause étrangère à la syphilis, on aurait le droit de se demander si, ayant vécu plus longtemps, ils ne seraient pas devenus tertiaires.

Les conditions d'une statistique ayant devers elle, pour asseoir son autorité et garantir son exactitude, un nombre très considérable de cas authentiques, avec l'observation exacte, rigoureuse et persévérante de tous les événements syphilitiques qu'auraient présentés ces cas jusqu'à l'apparition du tertiarisme ou jusqu'au terme normal de la vie : ces conditions-là sont presque irréalisables.

Et puis, combien n'y a-t-il pas d'affections viscérales qu'on rattache encore à la pathologie commune et qui ont une origine syphilitique ?

Par contre, et en vertu d'une sorte de réaction qui va toujours au delà de son but, n'est-on pas trop enclin aujourd'hui à mettre sur le compte de la syphilis des viscéropathies qui lui sont étrangères ?

La clientèle particulière des syphiliographes ne leur permet d'apporter à la solution de ce problème aucun élément numérique assez compréhensif, assez général pour faire autorité. Elle peut donner des faits bien et longuement observés ; mais, si vaste qu'elle soit, elle pêche par l'insuffisance du nombre.

D'autre part, plus ce nombre serait considérable et plus il devrait être tenu en suspicion ? Car où vont, en effet, les cas graves de syphilis, sinon chez les syphiliographes les plus répandus, ou chez ceux qui se sont occupés plus particulièrement de telle ou telle affection syphilitique tertiaire ? Leurs statistiques donneraient donc, en faveur du tertiarisme, des résultats exagérés dans un sens ou dans un autre, ou bien une proportion générale beaucoup plus grande qu'elle ne l'est en réalité.

La clientèle hospitalière nous fournira-t-elle des documents plus dignes de confiance, pour établir sur une base statistique à peu près certaine, la fréquence de la syphilis tertiaire par rapport à la syphilis primitive et à la syphilis secondaire ?

Assurément nous trouvons dans nos hôpitaux spéciaux et même dans les hôpitaux consacrés aux maladies communes, une grande masse de faits, qui n'ont point été triés, qui se présentent à nous par la force des choses et traduisent la réalité mieux que ne le fait l'espèce de sélection qu'impose la clientèle privée. Mais, là encore, rien de précis, rien de positif sur cette question ; rien qui permette d'exprimer la fréquence du tertiarisme par une formule numérique[1].

---

1. J'espérais trouver dans les hôpitaux de Paris les éléments d'une statistique, mais je n'ai pas pu parvenir même à en ébaucher une. A l'hôpital Saint-Louis, par exemple, où il y a certainement la plus forte proportion de syphilis tertiaire, on a coutume de ne pas désigner sur la pancarte des malades la phase de la maladie. On met simplement au diagnostic : Syphilis. Il en est ainsi dans presque tous les autres hôpitaux.

Cependant, grâce à l'obligeance de mon ami M. le docteur Ernest Besnier, je puis fournir quelques documents statistiques sur le nombre des syphilitiques qui sont traités chaque année par lui à l'hôpital Saint-Louis. Voici la note qu'il a bien voulu me communiquer :

« Je reçois, en moyenne, par année, dans mon service de Saint-Louis :

« 120 malades atteints de syphilis primitive et secondaire,

« Et 200 malades atteints de syphilis tertiaire.

« En outre, un nombre à peu près égal de malades est soigné dans mon service, polycliniquement, soit au spéculum, soit à la consultation. Parmi les malades de la consultation externe et de la polyclinique, ce sont surtout les primitifs et les secondaires qui dominent. »

Dans les six services de l'hôpital Saint-Louis, il se traiterait donc en moyenne chaque année 1200 syphilis tertiaires.

A l'hôpital du Midi et à Lourcine, la proportion est beaucoup moins considérable. Ces deux hôpitaux réunis ne donnent pas une pareille moyenne de cas tertiaires. Dans les

Un des maîtres les plus éminents de la syphiliographie moderne, non seulement en France et dans l'École de Lyon qu'il a illustrée, mais partout où la science médicale est le plus cultivée, M. le professeur Rollet, a bien voulu me faire connaître sa manière de voir sur cette importante question de la fréquence relative du tertiarisme. Je la tiens en si haute estime que je cite textuellement et presque en entier la lettre qu'il m'a fait l'honneur de m'écrire :

« Les malades de ma clientèle, que je traite suivant les bons prin-
« cipes et que je puis suivre pendant une assez longue suite d'années,
« ne présentent des accidents tertiaires que très exceptionnellement.
« J'ai estimé autrefois approximativement à *moins* de 5 pour 100 la
« proportion de ces accidents. Je connais d'anciens syphilitiques en
« très grand nombre, placés dans ces conditions, qui n'ont eu que
« des accidents primitifs et secondaires très légers ; ils ont pu se ma-
« rier, avoir des enfants et même des petits-enfants, sans transmettre
« aucune trace de maladie, ni aux uns, ni aux autres.

« Les malades de l'Antiquaille, dont les uns ont négligé leur ma-
« ladie avant d'y entrer, et dont la plupart n'ont fait que des traite-
« ments incomplets, figurent au contraire dans les statistiques, avec
« une proportion d'accidents tertiaires d'environ 15 pour 100. Mes
« statistiques, sous ce rapport, sont conformes à celles de mes con-
« frères. On traite à l'Antiquaille, annuellement, dans le service des
« hommes, 3 ou 400 syphilitiques, et, dans le nombre, il y en a 45 à
« 60 qui sont cotés comme tertiaires.

« La proportion des accidents tertiaires est bien plus forte chez les
« malades tout à fait abandonnés à eux-mêmes, sans traitement. Dans
« les endémo-épidémies de syphilis dont divers pays ont eu à souffrir,
« chez des populations misérables, peu civilisées, dénuées de secours
« médicaux, les accidents tertiaires sont très fréquents, très précoces
« et très graves.

« Je crois donc que, dans cette question, il faut tenir le plus grand
« compte de la *médication*. Abandonnée à elle-même, la syphilis par-
« court, dans beaucoup de cas, peut-être dans la majorité, son évolu-
« tion intégrale. Mais, à ce sujet, on n'a que des présomptions ; les
« statistiques manquent.

« Au contraire, lorsqu'elle est traitée, bien traitée, la syphilis est

autres hôpitaux de Paris, les cas de tertiarisme viscéral sont relativement rares. Par conséquent la pratique hospitalière ne fournit, en somme, chaque année, qu'un nombre assez
restreint de syphilis tertiaires, peut-être 1800 à 2000 au plus. Dans la pratique civile il y en
a incomparablement moins.

« presque toujours réduite à ces deux phases : primitive et secondaire.
« On n'observe des accidents tertiaires que chez les malades dont le
« traitement a été peu méthodique ou incomplet.

« Voilà ce que m'ont enseigné mon expérience personnelle et l'étude
« des observations recueillies par nos devanciers ou nos contemporains
« sur la syphilis depuis son origine. Je ne crois pas que la maladie se
« soit beaucoup modifiée depuis qu'elle nous est venue d'Amérique ;
« mais ma conviction profonde est que nous sommes armés de puis-
« sants moyens, soit pour la guérir radicalement, soit pour en atténuer
« les effets. A nous de bien nous en servir. »

Un autre maître en syphiliographie dont l'autorité est aussi très
grande, M. Diday de Lyon, à qui j'ai également demandé son avis sur
la fréquence du tertiarisme, a bien voulu me répondre. Voici quelques
extraits de sa lettre :

« Je n'ai jamais pris de notes capables de me servir à édifier une
« statistique valable sur le nombre relatif des tertiaires. J'avais
« autrefois porté par approximation ce chiffre à 6 pour 100, mais
« je crois qu'il devrait être au moins doublé. »

« Nous savons tous, d'ailleurs, continue l'éminent syphiliographe,
« que ce mot tertiaire est vague, que sa compréhension dont chacun
« fixe arbitrairement les limites, est antiscientifique. En causant
« avec mes collègues de l'Antiquaille, avant le congrès de Grenoble
« de 1885, où nous nous occupions de créer une section de dermato-
« syphiliographie, j'avais proposé une question dont le sens eût été
« compris de tous les praticiens : « Des véroles qui *tournent mal ;*
« leurs origines, leurs avant-coureurs, leur évolution et leur traite-
« ment. » Cette idée pourra être reprise dans un prochain congrès ;
« à mon sens elle comprend toute la pathogénie de la syphilis. C'est
« avouer que celui qui l'a posée, se chargerait bien de la traiter mais
« non de la résoudre. » Lyon, 7 avril 1885.

Je serais porté, moi aussi, à admettre comme les deux syphiliographes de Lyon que la proportion des syphilitiques qui aboutissent au
tertiarisme doit osciller entre 5 et 15 à 20 pour 100.

J'ai fait autrefois, vers 1876-77-78, beaucoup de statistiques sur la
contagion des maladies vénériennes dans la ville de Paris. Elles me
conduisirent à rechercher quel était à peu près le nombre de syphilis
qui se contractaient tous les ans dans cette ville. J'arrivai à une
moyenne de 5 000. C'est un chiffre qui est très approximatif et je crois

qu'aujourd'hui il serait exagéré, car la syphilis a considérablement diminué depuis trois ou quatre ans. Mais, peu importe pour la proportion que nous voulons établir.

Admettons qu'il se contracte tous les ans à Paris 5000 syphilis.

« Au bout de dix ans disais-je alors, il y en aurait 50 000, si la mort ou le mouvement d'importation et d'exportation d'une denrée pathologique, dont le transit est si facile, ne dérangeaient pas cette accumulation progressive.

« Mais les dix années antérieures ayant jeté dans la population le même nombre de syphilitiques, voyez à quel énorme chiffre on aboutirait ! Il est impossible de dire combien il y a actuellement à Paris de gens ayant ou ayant eu la vérole, et je ne donne là que des à peu près. Si on vous avait demandé à brûle-pourpoint, avant cette leçon, quel était le nombre de syphilitiques à Paris, vous auriez été sans doute fort embarrassés. Peut-être le seriez-vous un peu moins maintenant. Je vous ai fourni quelques jalons, voilà tout. »

Eh bien, je voudrais pouvoir fournir de pareils jalons pour la fréquence de la syphilis tertiaire.

Calculons afin d'y arriver — tout à fait approximativement, ai-je besoin de vous le dire ? — calculons sur la moyenne de 50 000 syphilitiques de tout âge, de toute condition, formant, dans l'ensemble de la population parisienne, une catégorie de malades en permanence et sensiblement la même à toutes les époques.

Si, sur ces 50 000 syphilitiques, 20 pour 100 devenaient tertiaires, nous en aurions tous les ans un total de 10 000.

Ne vous semble-t-il pas que ce chiffre-là est très exagéré et hors de proportion avec ce que nous montrent la clientèle privée et la clientèle hospitalière ?

Peut-être que la moitié, c'est-à-dire 5 000 cas de syphilis tertiaire, serait encore au-dessus de la réalité.

En prenant la proportion de 5 pour 100, on arriverait à 2 500 syphilitiques tertiaires. Dans une ville comme Paris, est-ce trop ou trop peu ? — Je crois que c'est trop peu.

Choisissez parmi les trois chiffres que je viens de vous donner.

Ce sont des calculs qui, sans être de pure fantaisie, n'ont aucune prétention à une exactitude rigoureuse. Si je vous les soumets, c'est pour vous montrer quels résultats on obtient quand on applique telle ou telle proportion à un nombre très considérable de cas. A défaut d'autres renseignements, ces chiffres peuvent un peu nous éclairer.

Mais pour vérifier l'exactitude de ces calculs, il faudrait d'abord supputer le nombre de syphilitiques atteints d'accidents d'ordre tertiaire, qui sont soignés chaque année dans les hôpitaux spéciaux et dans les autres, et ne tenir compte que de ceux dont le tertiarisme est récent, car on voit beaucoup de tertiaires qui, pendant des années, roulant d'hôpital en hôpital, pourraient faire illusion sur le nombre.

Il faudrait rechercher aussi quels sont ceux qui entrent, pour n'en pas sortir, dans les asiles d'aliénés ou d'incurables. Et puis resteraient encore à supputer les syphilis tertiaires qui appartiennent à la clientèle privée. Là, les difficultés sont encore plus grandes que pour la clientèle hospitalière.

Ainsi, il est extrêmement difficile de répondre à cette question : Sur cent syphilis par exemple, combien y en a-t-il qui deviendront tertiaires, ou qui *tourneront mal*, pour employer une expression très juste de M. Diday ?

Sera-ce 5, 10, 15, 20 ?

Pas plus de 20, je ne crois pas. Mais certainement pas moins de cinq.

Peut-être que 8, 10, 12, 15 donneraient une moyenne assez exacte.

Il serait d'une importance très grande d'être fixé sur la fréquence du tertiarisme. Qu'on songe en effet à toutes les incertitudes que présente le pronostic de la syphilis à ce point de vue de l'éventualité des accidents tertiaires.

Dans la grande majorité des cas nous ne savons à quoi nous en tenir sur un avenir prochain ou éloigné, alors même que nous tenons compte de tous les éléments qui nous sont fournis par le malade lui-même et par sa maladie. Nous en sommes réduits à nous dire dans les cas ordinaires : c'est une affaire de chance ; il est probable que tel ou tel malade échappera au tertiarisme, parce que ce dernier est relativement peu fréquent par rapport à l'ensemble des syphilis qui *tournent bien*. C'est un calcul de probabilité, mais malheureusement les statistiques sur lesquelles nous pourrions le baser sont encore trop vagues et trop incomplètes.

II

Nos connaissances sur la chronologie de la syphilis tertiaire sont aussi incertaines que celles que nous possédons sur sa fréquence. On ne s'en étonnera pas si on se reporte à ce que j'ai dit si souvent sur l'absence de toute règle dans le processus, à partir des exanthèmes généralisés du début de l'intoxication. L'échéance du tertiarisme, à supposer qu'il doive se produire, échappe à tout calcul dans un grand nombre de cas. On peut dire que l'inattendu est la règle. Certes, il ne serait pas difficile de réunir un grand nombre de chiffres et d'établir des moyennes. Mais sur ce point il existe une telle variabilité dans les résultats, qu'on finit par perdre toute confiance en eux.

Sur 218 cas de syphilis tertiaire relatés par M. Jullien, où l'intervalle entre l'accident primitif et la première invasion des accidents tertiaires a été notée, j'ai trouvé une moyenne de 4 ans 1/2 environ.

En compulsant les nombreuses observations de syphilis tertiaires, que j'ai prises moi-même et qui ont servi de matériaux à mes mémoires sur différentes questions de syphiliopathie, j'arrive à une moyenne plus faible. Il est vrai que je me suis occupé principalement des manifestations précoces du tertiarisme. Par conséquent les résultats que j'ai obtenus sur la brièveté de *l'incubation*[1] du tertiarisme pourraient à bon droit être suspects d'exagération.

Laissant de côté les affections syphilitiques précoces du système osseux et du tissu cellulaire sous-cutané, ainsi que les syphilides malignes, nous avons, comme déterminations essentiellement tertiaires, dont il faut toujours se préoccuper, parce qu'elles sont fréquentes et dangereuses, celles du cerveau, de la moelle épinière et la syphilose pharyngo-nasale.

Celles du cerveau sont incomparablement les manifestations viscérales les plus précoces. Ajoutez que, comme fréquence, elles ne le cèdent qu'aux déterminations cutanées.

La syphilose pharyngo-nasale qui constitue, elle aussi, une des manifestations communes du tertiarisme, survient en général à une époque de la syphilis plus avancée que les affections du névraxe. Les nombreux cas que j'ai réunis dans mes leçons sur cet important sujet m'ont donné comme intervalle moyen entre l'accident primitif et l'invasion des premières manifestations tertiaires naso-pharyngiennes un intervalle de quatre années.

Je reviendrai sur cette question de la chronologie tertiaire quand je traiterai chacune des grandes divisions de la syphilis pendant sa troi-

---

1. Je n'attache ici à ce mot incubation aucune idée théorique ; il n'implique point, par exemple, la continuité d'une action morbide, sourde, latente qui s'élabore discrètement et sans intermittences dans la profondeur de l'organisme, sous l'influence du virus, pour aboutir fatalement à tels ou tels résultats dont il soit à peu près possible de prédire la date et de fixer la nature.

sième période. Plus tard, en réunissant les résultats partiels, peut-être arriverons-nous à quelque précision pour l'ensemble.

Il faudra rechercher aussi quelle est à peu près la fréquence relative des diverses déterminations du tertiarisme.

A défaut de statistiques assez nombreuses et assez précises pour répondre d'une manière satisfaisante à toutes les questions qu'implique l'étude de la chronologie et de la fréquence des accidents tertiaires, je vais résumer les impressions qui résultent pour moi d'une pratique de 17 années.

Il ne s'agit, bien entendu, dans ce qui va suivre comme dans ce que j'en ai dit déjà, que de la *syphilis acquise* telle qu'on l'observe de nos jours en France et à Paris particulièrement. On peut ajouter qu'elle est à peu près semblable dans tous les pays du monde qui sont depuis longtemps soumis aux règles d'une hygiène et d'une médecine éclairées.

Au point de vue qui nous occupe, la *syphilis héréditaire* diffère complètement de la syphilis acquise. Elle est le terrain de prédilection du tertiarisme. Il y règne en maître, souvent d'emblée et sur tous les points. Aussi ne peut-on s'en faire une idée exacte que si on étudie là, à part, son processus et ses localisations.

A. Dans la syphilis acquise, l'apparition des accidents d'ordre tertiaire n'est point un événement fatal, inévitable comme l'apparition des accidents secondaires. On a de 80 à 90 chances sur 100, environ, de les éviter, dans les conditions ordinaires où se fait actuellement l'évolution de la syphilis.

La proportion approximative du tertiarisme, qui est de 10 à 20, de 5 à 15 pour 100, augmente lorsque la contagion syphilitique s'empare brusquement d'un milieu où elle n'avait pas régné jusqu'alors et y constitue un foyer d'endo-épidémie.

Les exemples de tertiarisme dans la syphilis acquise diminuent depuis plusieurs années. Si je m'en tenais à mon observation personnelle, je dirais qu'il me semble moins fréquent aujourd'hui qu'il y a 10 ou 15 ans.

B. La chronologie des accidents tertiaires est très variable. Dans les endo-épidémies, comme dans la syphilis héréditaire, ils surviennent de très bonne heure, pendant la première année et même pendant les premiers mois. Il y a des cas exceptionnels où ils ne se produisent au contraire que 40, 50 ou 60 ans après le chancre. L'époque moyenne de leur apparition est comprise entre la deuxième et la cinquième année de la syphilis.

Il y a des syphilis viscérales qui sont remarquables par leur précocité.

Parmi elles la syphilose cérébrale occupe de beaucoup le premier rang comme fréquence et comme gravité.

C. Les déterminations d'ordre tertiaire les plus féquentes sont celles qui s'effectuent à l'extérieur, sur la peau, sur les muqueuses et dans le tissu cellulaire sous-cutané.

Les néoplasies gommeuses dermo-hypodermiques, circonscrites ou diffuses, disséminées ou confluentes, quoique beaucoup moins communes qu'autrefois, comprennent encore presque la moitié des cas de la syphilis tertiaire. Ce sont elles qui constituent, par leur précocité, leur abondance, la rapidité de leur évolution, la syphilis maligne qui est toujours d'ordre tertiaire malgré sa précocité.

Le tertiarisme externe est le moins difficile à prévoir que le tertiarisme interne ou viscéral, parce qu'il se produit fréquemment à assez brève échéance lorsque l'accident primitif a été ulcéro-phagédénique.

Les accidents tertiaires osseux sont devenus beaucoup plus rares qu'autrefois. Ceux qui s'observent le plus souvent sont ceux que produit la syphilose pharyngo-nasale.

Parmi les syphilis internes ou viscérales, celle du névraxe vient en première ligne. C'est là un fait capital et sur lequel je ne cesse d'insister. Je serais tenté de dire qu'il est devenu tout à fait prédominant dans la question du tertiarisme. Et en effet ce qu'il y a de plus à redouter pour un malade atteint d'une faible ou d'une moyenne syphilis, c'est incomparablement la détermination spécifique sur le névraxe et principalement sur le cerveau.

Je placerais en seconde ligne comme fréquence, la syphilose pharyngo-nasale sous toutes ses formes.

Les syphiloses du foie, du poumon, des reins, du cœur sont infiniment moins communes que les déterminations précédentes. Quelques-unes sont précoces parfois, celles des reins par exemple. L'éventualité des autres n'est pas à craindre dans les premières années de la syphilis.

D. Il n'existe point une loi de balancement entre les déterminations externes et les déterminations viscérales du tertiarisme. Cependant on observe un grand nombre de syphilis viscérales, entre autres celle du cerveau, dans lesquelles les accidents cutanés n'ont jamais dépassé la phase secondaire et s'y sont même montrés très rares ou fort bénins. Réciproquement, combien de syphilitiques ont, pendant des années, la peau labourée par les plus graves dermatopathies tertiaires, sans que leurs viscères soient atteints. Les viscéropathies ne constituent-elles pas l'exception dans les syphilides malignes?

DOCUMENTS STATISTIQUES SUR LA SYPHILIS TERTIAIRE. Parmi les ouvrages qui contiennent les statistiques les plus étendues et les plus intéressantes sur la syphilis tertiaire, il faut mentionner particulièrement celui que M. le docteur Jullien fit paraître, en 1874, sous ce titre : *Recherches sur l'étiologie de la syphilis tertiaire*. Bien que l'auteur ait eu principalement pour but de découvrir, au moyen de l'analyse numérique, la part qu'il fallait faire à telle ou telle méthode de traitement, dans ses rapports avec le tertiarisme en général et avec ses diverses manifestations en particulier, son travail a une portée plus grande et nous donne des notions nouvelles sur plusieurs points importants de la syphilis tertiaire. Il est vrai qu'on y trouve parfois des résultats si inattendus et même si extraordinaires, qu'on est tenté de croire qu'ils sont l'effet du hasard des chiffres, plutôt que l'expression de la réalité. Quoi qu'il en soit, ils sont très instructifs, grâce surtout au talent avec lequel l'auteur a su traiter son sujet et mettre en œuvre les nombreux matériaux qu'il était parvenu à réunir.

Après un triage sévère, M. Jullien a gardé 237 cas de syphilis tertiaire sur tous ceux qui lui ont été communiqués ou qu'il a recueillis lui-même. Dès le début il nous avertit que ses recherches ne lui ont rien appris sur *la fréquence relative du tertiarisme.*

A. Une première catégorie comprend 59 cas de syphilis tertiaire survenue chez des syphilitiques qui, à aucune époque de leur maladie, n'avaient été soumis à un traitement quelconque. C'est donc le tertiarisme de la syphilis naturelle. L'intervalle entre l'accident primitif et l'apparition des premiers accidents tertiaires a été de 28 ans au plus et de quelques mois au moins, et de 4 ans en moyenne. Sur ces 59 malades non hydrargyrisés, il n'y a eu qu'un seul cas d'affection encéphalique, et encore était-il un peu douteux.

Voilà certes un résultat peu prévu. Mais faut-il le prendre à la lettre, et dire que les syphilitiques restés vierges de mercure, ne sont que très rarement, pour ne pas dire jamais, atteints par les lésions tertiaires de l'encéphale. C'est une question que nous discuterons plus tard.

L'analyse des diverses déterminations tertiaires dans ces 59 cas a donné :

Gommes cutanées ou muqueuses...... 64 pour 100
Affections osseuses................... 28   —
Affections testiculaires 5   —
Affections nerveuses................. 1,69   —

Ainsi les gommes tégumentaires tiennent incontestablement le premier rang pour la fréquence. Celles qui étaient précoces occupaient de préférence les orifices naturels et les cavités muqueuses, où elles produisaient en peu de temps des ravages épouvantables. Celles qui étaient tardives, se montraient un peu partout, mais disséminées, et, en outre elles étaient beaucoup plus lentes dans leur processus et moins malignes que les précoces.

Voici les diverses conclusions auxquelles M. Jullien a été conduit par l'analyse de ces 59 cas, en tenant compte non pas seulement du nombre, mais de la gravité des accidents tertiaires :

« Quand une vérole est livrée à sa marche naturelle, c'est durant les quatre premières années que les affections tertiaires, surtout celles du système osseux, *sont à redouter*. Elles sont alors en effet et très sérieuses et très fréquentes. — Ce laps de temps écoulé, les accidents auxquels le sujet est exposé sont aussi rares que bénins. Les chancres primitifs bénins sont suivis avec une égale fréquence d'accidents secondaires et tertiaires, soit graves, soit bénins. La gravité de l'accident primitif implique le plus souvent celle des tertiaires, sans que les secondaires y participent invariablement. La bénignité des secondaires ne préjuge en aucune façon celle des tertiaires. Des accidents secondaires graves présagent généralement des tertiaires de même intensité.

B. Une deuxième catégorie de syphilis tertiaire comprend 47 cas, dans lesquels le mercure a été administré dès le début de l'accident primitif : syphilis mercurialisées *ab initio*. — Un premier fait qui ressort de leur analyse, c'est que le mercure éloigne les accidents tertiaires, puisque, en moyenne ils ne sont survenus que huit ans environ après le chancre infectant.

Voici le tableau relatif à la nature et à la fréquence des diverses lésions tertiaires :

Gommes cutanées ou muqueuses.......	51 pour 100
Affections osseuses.................	21 —
Affections testiculaires.............	14 —
Affections nerveuses.................	13 —

Le fait le plus important qui en ressort, c'est la fréquence étonnante des accidents nerveux. Il y en a 6 cas sur 47, tandis que, dans la première catégorie de 59 cas non mercurialisés, il n'y avait eu qu'un cas douteux.

L'analyse qualitative des cas a conduit M. Jullien aux conclusions suivantes :

« C'est de 4 à 8 ans après le chancre qu'un sujet mercurialisé *ab initio* doit craindre les accidents tertiaires les plus redoutables, et surtout ceux qui attaquent le système osseux. — A la période des accidents précoces, les lésions du testicule, du système nerveux, des os, s'observent dans une égale proportion. Ce sont les gommes tégumentaires qui dominent. — Si, chez un syphilitique soumis au mercure *ab initio*, les manifestations secondaires se montrent graves, elles annoncent le plus souvent, pour ne pas dire constamment, des tertiaires de même intensité. On ne peut tirer aucune induction ayant quelque valeur pronostique de la bénignité des mêmes manifestations. »

C. Une troisième catégorie de syphilis tertiaire comprend 112 cas, dans lesquels le traitement hydrargyrique a été administré seulement à l'époque où sont apparus les accidents secondaires : syphilis mercurialisées *a secondariis*. Il semblerait au premier abord que les résultats fournis par cette troisième catégorie de cas devraient différer fort peu de ceux que donne la seconde. Qu'importe, en effet, dira-t-on, que le mercure soit pris quelques semaines plus tôt ou plus tard ? Eh bien, on va voir qu'il n'en est pas ainsi quand on laisse la parole aux chiffres ; mais ils conduisent à des conclusions si extraordinaires et si contraires à la logique qu'il est bien permis de ne pas s'en rapporter à eux.

Ainsi l'intervalle, dans ces cas mercurialisés *a secundariis*, entre le chancre et les accidents tertiaires, n'a été *en moyenne que de trois ans*, c'est-à-dire moindre que dans les syphilis non traitées, ce qui conduirait à cette proposition choquante que : attendre

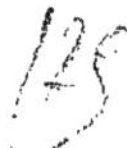

pour mercurialiser une vérole, qu'elle soit arrivée à son second acte, c'est hâter l'apparition du troisième !

Sur le nombre total, en réduisant comme plus haut les proportions à tant pour cent on trouve :

Gommes cutanées ou muqueuses....	48 pour 100
Affections osseuses.......................	25 —
Affections nerveuses.........................	15 —
Affections testiculaires.............	11 —

L'ensemble de ce tableau, ainsi que le fait remarquer M. Jullien, est plus sombre que celui des deux séries précédentes : les gommes cutanées ou muqueuses, qui constituent une bonne partie des lésions bénignes du tertiarisme, y sont en moins grand nombre que dans les précédentes catégories ; mais, en revanche, la proportion des affections nerveuses et osseuses s'est beaucoup accrue.

« Les affections testiculaires, dans cette catégorie, sont relativement plus fréquentes dans la période tardive. Les affections nerveuses se produisent le plus souvent dans les quatre premières années de l'infection. C'est surtout au delà de huit ans que le système osseux paye un tribu à la diathèse. »

M. Jullien pose les conclusions suivantes, mais avec réserve, et selon nous il a grandement raison :

« C'est en général au bout de trois ans que surviennent les manifestations tertiaires d'une vérole mercurialisée *a secundariis*. Ces manifestations, toutes choses égales d'ailleurs, se montrent, quelle que soit l'époque à laquelle elles apparaissent, plus graves que celles qui atteignent les véroles non mercurialisées ou celles qui l'ont été *ab initio*. Dans la grande majorité des cas, une vérole qui s'est d'emblée affirmée grave, et à laquelle on n'oppose que l'hydragyre *a secundariis*, reste grave à toutes ses périodes.

Les accidents secondaires et tertiaires apparaissent avec une égale fréquence, graves ou légers, à la suite des chancres bénins. La gravité de la période secondaire implique presque sûrement celle de la tertiaire. La bénignité d'une période ne saurait constituer ni une garantie, ni même une espérance. »

D. Une quatrième catégorie de syphilis tertiaire comprend sept cas seulement, dans lesquels la maladie avait été exclusivement traitée par l'iodure de potassium avant l'apparition du tertiarisme. C'est une série très pauvre, et les résultats qui découlent de l'analyse des faits ne doivent inspirer que peu de confiance. Aussi, M. Jullien la formule-t-il avec réserve.

« L'iodure de potassium, administré à l'exclusion de tout autre spécifique dès la période du chancre, retarde considérablement les accidents tertiaires. Pas plus dans cette catégorie que dans la première on ne compte d'affections nerveuses. »

M. le Dr Jullien a résumé par quelques propositions son important travail. Voici les principales.

« Les syphilitiques mercurialisés *a secundariis* constituent la grande majorité des tertiaires qui se rencontrent soit dans les hôpitaux, soit dans la clientèle privée. Viennent ensuite, par ordre de fréquence, les syphilis naturelles, puis celles qui ont été traitées *ab initio* par les spécifiques.

« La syphilis, soumise d'emblée au mercure, est celle qui évolue le plus lentement ; vient ensuite la syphilis naturelle, puis la syphilis mercurialisée dès les secondaires.

« Les lésions tertiaires du testicule et du système nerveux sont l'apanage presque exclusif du traitement hydrargyrique. Elles se rencontrent avec une égale fréquence dans les deux conditions, suivant lesquelles le traitement est administré.

« Quel que soit le traitement infligé à la vérole, les affections gommeuses des téguments en premier lieu, les lésions osseuses en second, constituent la grande majorité de celles auxquelles le tertiarisme les expose.

« S'il fallait ranger les trois premiers de ces cas par ordre de bénignité, on adopterait l'ordre suivant : 1° syphilis naturelles ; 2° syphilis mercurialisées d'emblée ; 3° syphilis mercurialisées secondairement. »

Assurément, je suis loin de souscrire à toutes les conclusions que l'analyse des faits a imposées pour ainsi dire à M. Jullien ; lui-même, du reste, n'en a formulé quelques-unes qu'à contre-cœur et parce que la rigueur des chiffres ne lui permettait pas de faire autrement. Mais son ouvrage n'en est pas moins digne d'être lu et médité. Tous les cas de syphilis tertiaire, au nombre de 237, y sont résumés avec soin ou exposés *in extenso*. C'est un très vaste recueil qui fournit de nombreux matériaux à l'histoire du tertiarisme.

En résumant les recherches statistiques de M. Jullien sur l'étiologie de la syphilis tertiaire, on trouve :

1° Au point de vue de la fréquence relative des déterminations :

Gommes dermiques et hypodermiques	51,3 pour 100.
Affections osseuses........................	27,7 —
Affections testiculaires...................	11,3 —
Affections nerveuses....	8,3 —

2° Au point de vue chronologique, ces 218 cas donnent, comme moyenne de l'incubation du tertiarisme, 4 *années* 1/2 environ.

Mes recherches personnelles m'ont conduit à une incubation plus courte qui serait de 3 à 4 années. Sur ce point, comme sur tant d'autres, les statistiques sont illusoires. Il y a, en effet, quelques cas rares, il est vrai, d'incubations tertiaires très longues, qui, à elles seules, contrebalancent 10, 15, 20 cas d'incubation courte ou moyenne et font reculer de beaucoup, dans une statistique, l'échéance approximative des accidents tertiaires. Tels sont, par exemple, ces faits authentiques où le tertiarisme ne s'est montré que 50 et 73 ans après l'accident primitif.

Je n'ai pas fait entrer en ligne de compte, dans la fréquence relative des diverses déterminations du tertiarisme, les affections des testicules et des yeux, parce que beaucoup d'entre elles appartiennent aux accidents de transition.

La femme présente les mêmes manifestations tertiaires que l'homme, mais peut-être y est-elle moins sujette que lui. Elle a, en moins d'abord, les déterminations qui correspondent au sarcocèle syphilitique. Les ovariopathies spécifiques sont en effet excessivement rares. Enfin je crois que le cerveau, la moelle et le foie sont beaucoup moins souvent attaqués par la syphilis chez la femme que chez l'homme, ce qui tient sans doute à ce qu'elle est moins exposée que lui à l'action des causes occasionnelles susceptibles de favoriser l'apparition du tertiarisme.